LE
MONT-DORE

ET
SES INDICATIONS THÉRAPEUTIQUES

LETTRES ADRESSÉES AU Dr LECUYER
de Beaurieux (Aisne)

PAR

Le Dr Edmond GEAY

MÉDECIN CONSULTANT AU MONT-DORE

PARIS

OCTAVE DOIN, ÉDITEUR

8, PLACE DE L'ODÉON, 8

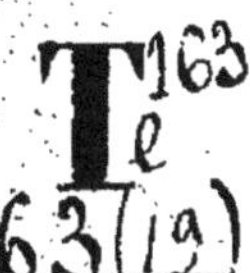

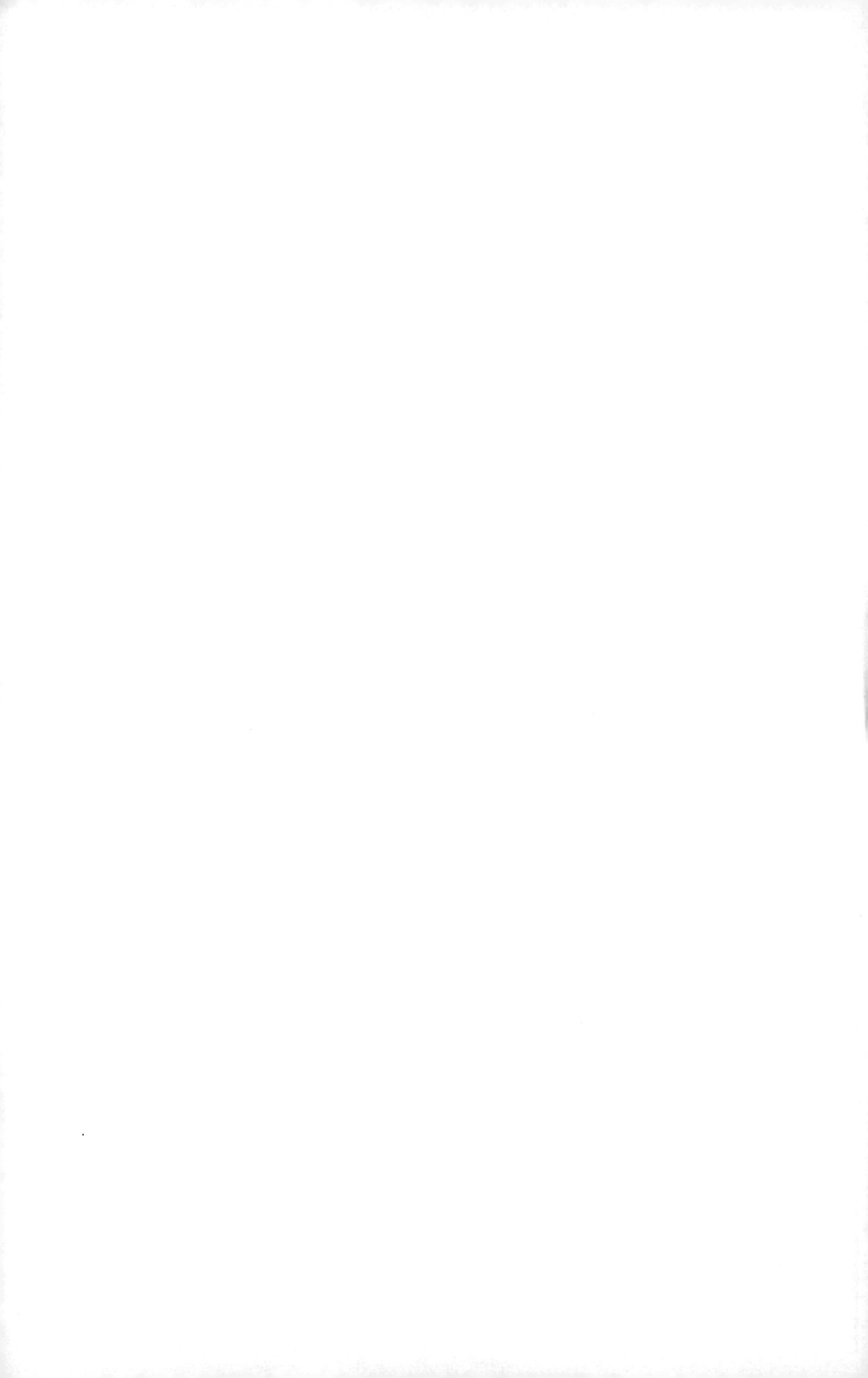

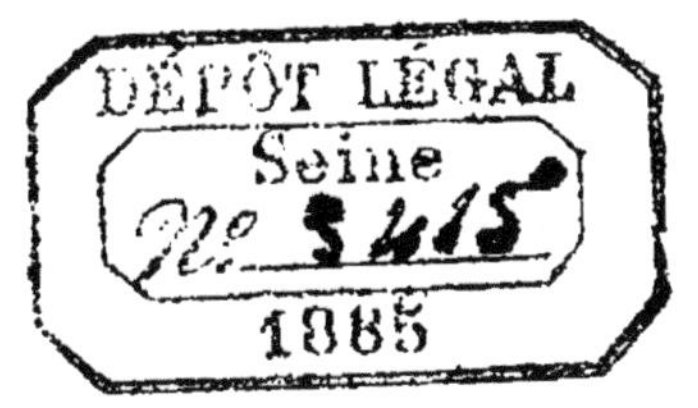

LE MONT-DORE

ET SES

INDICATIONS THÉRAPEUTIQUES

ASNIÈRES. — IMP. LOUIS BOYER ET Cⁱᵉ, 10, RUE DU CHALET.

LE
MONT-DORE

ET

SES INDICATIONS THÉRAPEUTIQUES

LETTRES ADRESSÉES AU Dr LECUYER
de Beaurieux (Aisne)

PAR

Le Dr Edmond GEAY

MÉDECIN CONSULTANT AU MONT-DORE

PARIS

OCTAVE DOIN, ÉDITEUR

8, PLACE DE L'ODÉON, 8

1885

LE MONT DORE

ET SES

INDICATIONS THÉRAPEUTIQUES

Ces quelques lettres n'étaient point, dans le principe, destinées à avoir les honneurs de l'impression. Sans prétention scientifique ni littéraire, plus modestes dans leur but, elles ne devaient d'abord subir que la critique bienveillante d'un vieil ami dont toute l'indulgence m'était d'avance acquise. Elles deviennent aujourd'hui plus ambitieuses; elles veulent essayer de porter la conviction dans un plus grand nombre d'esprits. Tant pis pour elles si elles ont à se repentir de cette audacieuse tentative, si elles essuient plus de critiques qu'elles ne recueillent d'éloges. Dans tous les cas je réclame pour leur auteur le plus d'indulgence possible ; car, en les publiant, il ne poursuit qu'un but, faire connaitre le Mont-Dore à ceux de ses confrères qui ne le connaîtraient pas encore, et apprendre à ceux qui en ont fait déjà bénéficier leurs malades à ne l'ordonner qu'en toute connaissance de cause. Ce but ne serait-il qu'imparfaitement atteint, je me réjouirais encore du résultat ; car la catégorie de malades que nos thermes peuvent guérir ou soulager est si considérable, que j'aurais conscience d'avoir ainsi rendu quelque service, sinon à la science, du moins à ceux qui souffrent.

La Guinalière (Ile d'Oleron).
1ᵉʳ mars, 1885.

LETTRE PREMIÈRE

Le Mont-Dore, 20 juin 1884.

Tu demandes, mon cher ami, à être édifié d'une façon précise sur la médication représentée par les eaux du Mont-Dore ; tu désires, avant d'essayer pour tes malades la vertu de nos thermes, connaître les indications formelles qui doivent te servir de guide dans ce choix, toujours si délicat, d'une station minéro-thermale. Tu comprends, et je t'en félicite, que rien ne doit être abandonné au hasard dans une question tellement importante que bien souvent ici tes avis décideront du sort de tes malades. Je pourrais te renvoyer aux nombreux et intéressants travaux qui, depuis Michel Bertrand, le rénovateur de notre antique station, ont été faits sur les eaux du Mont-Dore ; mais la liste en est bien longue, et il te faudrait sacrifier bien du temps à ce travail bibliographique pour obtenir de ces nombreux volumes, d'une façon nette et précise, la réponse à cette demande catégorique que tu me formulais dans ta dernière lettre : quelles sont donc les indications exactes des eaux du Mont-Dore ?

Toutes réflexions faites, je préfère répondre moi-même à ta question. Tu ne gagneras certainement pas au change ; mais quelques lettres plus ou moins scientifiques de ton vieil ami te seront encore plus agréables, j'en suis convaincu, que la lecture un peu longue des principaux auteurs de notre station. Je dis quelques lettres ; car, désirant te faire les honneurs du Mont-Dore, te le faire connaître d'une façon complète et sous tous ses aspects, je me verrai forcé d'entrer dans des détails peut-être un peu nombreux, mais qui sont, à mon sens, indispensables pour que tu te rendes un compte parfaitement exact de la valeur thérapeutique de nos eaux. — Ne va pas t'effrayer de cette entrée en matière. Je te promets à l'avance, tout en faisant tous mes efforts pour être clair, d'être aussi bref que le comporte le sujet que tu m'imposes.

Mais, avant de te parler du Mont-Dore, permets-moi, mon cher ami, quelques réflexions

que me suggère la question que tu m'adresses.
Ne crois pas être le seul à demander à être
renseigné sur les propriétés bien définies d'une
station très connue pourtant et très fréquentée.
Nous le constatons tous les jours, les indications précises du Mont-Dore, comme du reste
de beaucoup d'autres stations thermales des
plus importantes, sont encore ignorées par bien
des médecins; et il en est parmi ceux-là qui ne
sont pourtant pas les premiers venus, je te le
certifie. On sait bien, certainement, que nous
recevons ici les asthmatiques, les bronchitiques,
les phthisiques, les maladies des voies respiratoires en un mot; mais généralement ce sont
ces seules données qui servent de base à cette
précision thérapeutique tout à fait approximative, et dans tous les cas, absolument insuffisante. On ne se donne pas toujours la peine de
distinguer si dans la manière d'être de ces affections diverses, si dans les antécédents des malades, il existe telle particularité qui devra leur
faire conseiller une eau plutôt qu'une autre, le
Mont-Dore plutôt que Cauterets par exemple,
ou Cauterets de préférence au Mont-Dore. Cette
ignorance à l'égard des eaux minérales en général
n'est évidemment pas la règle absolue; mais elle
est encore, malheureusement, beaucoup trop

répandue pour l'honneur du corps médical fran-
çais et pour l'intérêt des malades. Et comment,
il faut bien le reconnaître, en pourrait-il être
autrement, quand, aujourd'hui encore, nous
voyons dans l'enseignement de nos facultés chacune des nombreuses branches de la science médicale représentée par une chaire spéciale, et
seule, cette partie importante de la thérapeutique, cette thérapeutique à part, cette médication
la plus considérable, la plus active des maladies
chroniques, et la plus répandue de nos jours,
être à peine ébauchée, et quelquefois complétement passée sous silence dans les leçons magis-
trales de nos écoles de médecine. Aussi qu'arri-
ve-t-il? c'est que, comme le dit Durand-Fardel :
« la plupart des praticiens se trouvent étrangers
» aux eaux minérales, et que l'usage qu'ils en
» font est le plus habituellement abandonné aux
» hasards d'une notoriété, de la valeur ou des
» raisons de laquelle ils ne peuvent se rendre
» compte ».

N'est-ce pas là aussi la cause de ce scepticisme
bien avoué d'un certain nombre de médecins au
sujet des eaux minérales ? Incrédulité systéma-
tique que nous rencontrons trop souvent, hélas,
dans notre pratique thermale, et qui serait plus
qu'impardonnable chez des praticiens intelli-

gents si elle n'avait pour excuse presque valable les raisons que je viens de te signaler.

Quant aux conséquences de cet état de choses, de cette déplorable lacune dans l'enseignement officiel de nos facultés de médecine, tu vois facilement, mon cher ami, quelles elles peuvent être. Quand ce n'est pas l'abstention complète, l'expectation absolue basée sur le scepticisme, c'est du moins fort souvent (ce qui ne vaut guère mieux) les hasards de l'inspiration du moment, le désir exprimé par le malade lui-même présidant seul au choix de la station conseillée. On se contente de procéder par à peu près, lorsque les divers symptômes éprouvés par le malade devraient être au contraire si soigneusement pesés et raisonnés, lorsqu'il faudrait faire plus que jamais de la thérapeutique exacte, qui est ici le seul moyen d'arriver au succès. Que de malades auraient guéri ou auraient vu s'améliorer leur état, si, au lieu d'épuiser sur eux toute la matière médicale ordinaire, on les avait envoyés plus tôt aux eaux, et surtout aux eaux qui leur étaient le plus formellement indiquées.

Ne m'accuse pas de pessimisme. Je t'assure, mon ami, qu'il est encore très considérable le nombre des bons médecins qui se feraient un cas de conscience de formuler au hasard une prescription ordinaire pour une indisposition, d'ordonner des bromures quand il faut de la strychnine, par exemple, et qui diront volontiers à un malade en danger, avec une légèreté inconcevable : Vous avez une bronchite chronique, allez à Cauterets ou au Mont-Dore, à moins que vous ne préfériez Royat, Saint-Honoré ou la Bourboule. C'est sur la foi de ce traité que le malheureux malade, désireux de s'ennuyer le moins possible pendant ce voyage, choisit la station la plus mondaine ou la moins tapageuse, selon ses goûts, et va demander sa guérison aux eaux où il sait devoir rencontrer des parents ou des amis qui lui aideront à passer agréablement ses *21 jours* de traitement. — Voilà, la plupart du temps, les causes les plus fréquentes des résultats négatifs obtenus par ces nombreux malades que l'on voit promener leurs affections rebelles dans toutes les stations de France et de l'étranger.

Laisse-moi te donner, en passant, une preuve de ce que j'avance. Je pourrais t'en citer bien d'autres exemples ; mais celui-ci suffira pour te démontrer la nécessité d'apporter un peu plus de précision dans le choix de toute médication thermale. Pour des raisons faciles à comprendre tu me permettras de remplacer ici par des signes algébriques le nom de mes principaux personnages.

Madame X***, agée de vingt-neuf ans, habitant Paris, née de parents arthritiques, sujette elle-même à de fréquentes migraines depuis son enfance, est prise d'une crise de rhumatisme articulaire aigu, au mois de septembre 1882, pendant le cours d'une saison de bains de mer qu'elle faisait sur une des plages de Bretagne. Rentrée à Paris, en octobre, guérie de ses rhumatismes, elle commence à tousser, a plusieurs hémoptysies en janvier et mars 1883, est, en un mot, franchement tuberculeuse ; elle a de la fièvre, des sueurs nocturnes ; la maladie marche avec une rapidité effrayante. Son médecin lui parle du Mont-Dore et d'une saison à faire à cette station en juin ou juillet suivant. Une absence assez longue de ce dernier force madame X*** à recourir aux soins du docteur Z***, dont la situation professionnelle et la grande notoriété médicale inspirent à la malade et à son entourage la confiance la plus légitime. Après avoir essayé, sans résultat, diverses médications, le docteur Z***, l'état de la malade empirant de jour en jour, ordonne une cure immédiate aux *Eaux-Bonnes*. — Le médecin ordinaire, qui revoit sa malade à ce moment-là, ne partage pas l'avis de son confrère et penche toujours pour le Mont-Dore. Bref, on transige, et la malade, le 20 juin, part pour Saint-Honoré où elle est confiée aux soins éclairés de notre excellent ami le docteur Marius Odin, qui, reconnaissant une phthisie avancée à forme éréthique, ne la reçoit qu'avec les plus vives appréhensions, et ne la soumet qu'au minimum du traitement de la station. — Malgré cette sage précaution, au bout de 4 ou 5 jours, Madame X*** est prise de fièvre, de crachements de sang, de phénomènes dyspeptiques alarmants. Le traitement thermal est immédiatement supprimé; et, après quelques jours de repos, qui suffisent pour éteindre ce commencement d'incendie, le docteur Odin me l'envoie au Mont-Dore. Madame X*** est déjà plus qu'une tuberculeuse; l'état général est mauvais: il y a de la fièvre tous les soirs, du sang dans les crachats et une caverne très étendue sous la clavicule droite. Le surlendemain ma malade commence son traitement, qu'elle continue sans encombre pendant plus d'un mois, avec des interruptions de deux ou trois jours à diverses reprises. Sous l'influence de cette médication la fièvre s'éteint, le sang disparaît des crachats, l'appétit se réveille, les forces se relèvent, et, sur la fin de son séjour aux eaux, madame X***, ravie du Mont-Dore et enchantée de l'excellente détermination du docteur Odin, peut faire à pied quelques courtes excursions dans la montagne. — Au mois de mars suivant j'eus occasion de revoir Mme X***; l'hiver, passé à Paris, n'a pas été bon; mais son état ne s'est pas sensiblement aggravé, elle est ce qu'elle était à son arrivée au Mont-Dore; on peut dire que les progrès du mal, si rapides au début, ont été arrêtés dans leur marche.

Et voilà la malade qu'on voulait envoyer aux Eaux-Bonnes! s'il s'était rencontré là-bas quelque médecin assez imprudent pour la mettre en traitement et persister malgré tout dans cette voie, elle n'en serait certainement pas revenue. Les phénomènes d'aggravation produits par Saint-Honoré prouvent en effet combien la médication sulfureuse, même à un degré d'activité moindre que celui que présentent les différentes sources des Pyrénées, était ici absolument contre-indiquée, quand, au contraire, comme l'affirmait son médecin ordinaire, la cure du Mont-Dore s'adaptait si bien à la forme et à la pathogénie de cette affection.

Que les faits de ce genre sont fréquents, et quelles déplorables conséquences ils peuvent entraîner après eux!

LETTRE DEUXIEME

Le Mont-Dore, 26 juin 1884.

Comme j'essayais de te le démontrer, il y a quelques jours, l'étude des eaux minérales est chez nous beaucoup trop négligée. Il serait à souhaiter qu'elle fût un peu plus approfondie dès les débuts dans la vie médicale. Tout le monde y gagnerait; le médecin en considération, et le malade en soulagement.

C'est ce désir qui m'engage aujourd'hui, mon cher ami, avant de t'entretenir du Mont-Dore, à te dire quelques mots des eaux minérales en général et des circonstances pathologiques qui doivent guider le médecin dans leur application thérapeutique. — Passe-moi encore cette digression ; ce sera la dernière, et je tâcherai qu'elle soit aussi courte que possible.

L'emploi des eaux minérales remonte, comme tu le sais, à la plus haute antiquité. Les Grecs en faisaient usage, et Hippocrate, il y a plus de deux mille ans, les conseillait déjà comme agent thérapeutique. — Quant aux Romains, nous n'avons qu'à considérer les traces de leur passage dans la plupart de nos grandes stations pour juger de la haute valeur qu'ils attachaient à la médication minéro-thermale. Il est clair que l'empirisme le plus vulgaire faisait seul à cette époque la vogue et la réputation d'une source, que présidait presque toujours quelque divinité tutélaire en qualité de dispensatrice de la santé et de la vie ; mais il n'en est pas moins vrai que, dès ces temps reculés, ainsi que l'atteste la magnificence des monuments dont nous déblayons chaque jour les restes, les eaux minérales, très en faveur, guérissaient probablement, car, à cette époque comme aujourd'hui, on devait vite se lasser des remèdes qui ne guérissent pas. — Confondus dans les ruines accumulées par les invasions du ve siècle les bains des Césars disparurent avec la civilisation romaine, et ce ne fut pas le moyen-âge qui fut capable de les faire renaître de leurs cendres. — Plus tard, sous la renaissance, quelques tentatives en faveur des eaux minérales furent entreprises, sans grands résultats, par Laurent Joubert, médecin de Henri III; mais il faut arriver à la fin du xviiie siècle pour voir Théophile de Bordeu, l'illustre médecin de la Charité, l'un des restaurateurs de la médecine hippocratique, se faire le législateur de cette partie de la thérapeutique dans son immortel *Traité des maladies chroniques* publié en 1775, l'année avant sa mort. Dès lors l'impulsion était donnée; et, les progrès de la chimie aidant, la médecine thermale, grâce à quelques remarquables traités et à de nombreuses monographies, finit par acquérir, en moins d'un siècle, l'importance qu'elle possède aujourd'hui et qui tend à devenir de plus en plus prépondérante.

Ce que sont les eaux minérales, personne, depuis Bordeu, ne l'a jamais mieux défini que lui : « Des produits vivants de la terre », dit-il. Gubler disait, il y a quelques années : « Ce » sont des médicaments vivants, agissant non » seulement par leur minéralisation, mais » encore par leur thermalité et par leur élec-» tricité, enfin par un véritable dynamisme qui » les anime depuis les profondeurs ignées de » leur origine ». Andrieu, plus complet encore, dit qu'une eau minérale « est un tout indivis; » l'effet définitif qu'elle produit est sans doute

» la résultante d'actions multiples aboutissant à
» une commune fin, ou, pour mieux dire, une
» eau minérale renfermant un certain nombre
» d'ingrédients chimiques est un médicament
» complexe qui agit comme unité ». C'est en
effet de cette façon qu'il faut envisager les eaux
minérales, c'est là le seul moyen de se rendre
compte de leurs puissants effets thérapeutiques,
dont nous demanderions en vain l'explication
à l'analyse chimique. Certes la chimie a rendu
et rendra encore de grands services à la médecine thermale; mais elle est insuffisante pour
expliquer l'action d'une eau minérale, pour
établir à priori sa *spécialisation*, pour employer
le mot créé par Durand-Fardel. « Si vous
» demandez à la chimie, dit Filhol, de vous
» dévoiler le secret de l'activité des eaux, elle
» ne pourra vous fournir que des données insuf-
» fisantes. » Elle saura bien, aujourd'hui surtout, avec ses admirables procédés d'investiga-
tion, trouver dans une eau la plupart des corps
qui y existent; mais elle sera longtemps encore
incapable de nous faire connaître les actions et
réactions qui se passent en elle, l'agencement
moléculaire des éléments nombreux qui la
composent; elle est impuissante à nous apprendre quel rôle nous devons assigner, dans la

cure des maladies, à l'électricité naturelle qui se développe dans les eaux minérales sous l'influence des transformations chimiques qui s'y accomplissent. Et cependant, avec Scoutteten, on croit généralement aujourd'hui que cet agent possède une action réelle sur l'économie et a sa part dans les effets thérapeutiques produits par toute médication thermale.

Aussi, la classification encore adoptée aujourd'hui, basée sur la composition chimique des eaux minérales, sur la prédominance de tel ou tel corps, est-elle bien peu médicale et répond-elle bien imparfaitement aux besoins de la thérapeutique minéro-thermale.

C'est ce que M. Durand-Fardel a compris depuis longtemps, quand, dans son cours sur les eaux minérales fait à l'école pratique dès 1855, et quelques années après dans son *Traité thérapeutique des eaux minérales*, il enseigne « que dans l'étude des eaux il faut partir » des maladies ou des groupes pathologiques » auxquels ces eaux sont applicables, au lieu » de rattacher les applications médicales à la » considération de la composition chimique et » du classement des eaux elles-mêmes »; heureuse conception, qu'il applique dès cette époque dans cet ouvrage resté justement célèbre ét qui est encore le livre classique des eaux minérales, mais qui n'a pas, il faut bien le croire, trouvé dans le monde médical l'écho qu'il méritait, puisque nous rencontrons encore tous les jours des médecins en retard d'un siècle sur cette branche importante du traitement des maladies chroniques.

Il ne suffit pas, en effet, qu'une eau contienne plus ou moins de telle ou telle substance minérale pour être regardée comme propre à guérir les affections qui, en thérapeutique ordinaire, sont redevables de la médication qui a cet agent pour base. L'eau minérale « est » un médicament complexe qui agit comme » unité »; voilà ce qu'il ne faut jamais oublier. Il n'est même pas nécessaire qu'une eau soit très chargée en principes minéralisateurs pour être très active; et je pourrais te citer un grand nombre d'eaux très minéralisées qui sont absorbées par les malades aux doses massives de plusieurs litres par jour, quand, au contraire, des eaux à minéralisation très faible (les eaux du Mont-Dore sont de ce nombre) ne peuvent être prises, à la dose de plus de deux ou trois verres, sans provoquer de véritables accidents toxiques. C'est dire qu'en matière de thérapeutique minéro-thermale, c'est, avant tout, à

la clinique, à l'expérience, à l'empirisme, si
l'on veut, qu'il appartient de fournir les indications spéciales, et qu'à ce point de vue essentiellement pratique, la composition chimique
de l'eau doit être laissée au second plan. —
C'est ainsi, du reste, que, bien avant la chimie
moderne, les vertus médicatrices de la plupart
de nos sources furent découvertes et appliquées.
Bien avant que l'on sût que l'eau du Mont-
Dore renfermait du chlorure de sodium, des
carbonates alcalins, de l'arsenic, etc., elle était
déjà réputée pour l'asthme, les catarrhes bronchiques et la phthisie pulmonaire. On pourrait en
dire autant de toutes nos stations anciennement
connues. — Et cette opinion n'est point nouvelle ;
Jérôme Mercuriali, célèbre médecin italien,
qui professait à Padoue vers la fin du xvie siècle,
émettait les mêmes idées ; et Alibert écrivait,
en 1815, que « les eaux minérales ne pouvaient
» convenablement être jugées que d'après les
» nombreux résultats de l'expérience clinique ».

C'est en négligeant de se conformer aux
indications fournies par la clinique, et en ne se
basant seulement que sur les données chimiques d'une source, qu'on arrive à enregistrer
ces nombreux insuccès qui finissent par faire
douter de sa vertu curative.

Ce qui contribue encore à jeter de la confusion dans l'esprit du médecin étranger à la pratique thermale, c'est de voir la longueur de la liste des maladies de tous genres que chaque source est censée guérir. Quand on lit cette énumération sans fin d'affections, en apparence si dissemblables, on n'est guère tenté, je l'avoue, d'ajouter foi à cette panacée universelle. — On a presque toujours, en effet, beaucoup trop généralisé les indications de chaque station. Est-ce dans le but d'y attirer plus de malades? je ne peux pas le croire. Je suis plutôt persuadé que la conviction la plus sincère a constamment présidé aux appréciations des médecins qui ont écrit sur leur station, mais que, généralisant quelques faits particuliers, insuffisamment étudiés, ils étendaient ainsi, outre mesure mais de très bonne foi, le cercle de la puissance d'action de leur médication.

D'un autre côté, nous voyons un certain nombre d'eaux, à caractères chimiques complètement opposés, avoir la prétention de présenter des indications similaires et de guérir les mêmes affections.

Dans l'un et l'autre cas, il y a pourtant, il faut bien le reconnaître, du vrai dans ces prétentions thérapeutiques. Certaines affections peuvent en effet être avantageusement traitées dans plusieurs stations dissemblables. Quelle est la station qui ne compte pas à son actif la guérison de quelques cas de rhumatismes, par exemple? c'est qu'il suffit qu'une eau soit chaude pour amener ce résultat. Ne voyons-nous pas aussi les affections des bronches, la tuberculose elle-même, guérir par deux médications bien différentes, aux Pyrénées et au Mont-Dore? C'est que ces états morbides, identiques en apparence, peuvent être, comme pathogénie, d'une essence tout à fait différente; que dans un cas on aura affaire à un scrofuleux et dans l'autre à un arthritique. Il est donc plus juste de dire que telle source guérit telle bronchite chronique et ne guérira pas telle autre, qu'elle améliorera ou guérira même tel tuberculeux et n'apportera aucun soulagement, pourra même aggraver l'état de tel autre. C'est en précisant ainsi qu'on arriverait à faire pour ainsi dire toucher du doigt les indications d'une médication thermale, tout en rendant plus de services à la station qui la représente; car il vaut mieux limiter ses applications que chercher à les étendre outre mesure.

Une autre raison, qui peut encore rendre compte de la multiplicité des médications thermales variées et opposées appliquées à la même maladie, c'est le mode d'action constant de presque toutes les eaux minérales, au moins au début de la cure. Ce sont leurs effets généraux primordiaux, qui sont, pour presque toutes, les effets de la médication reconstituante. Elles activent la circulation et les sécrétions, font disparaître les engorgements rebelles; modifient les éléments histologiques; impriment à l'organisme une impulsion nouvelle, favorable aux actes d'une nutrition viciée par un état constitutionnel, par une diathèse. Presque toutes les eaux produisent d'abord ces effets reconstituants; l'appétit se réveille, les forces reviennent, on assiste à un remontement général de toutes les fonctions. C'est ce qui a pu en imposer quelque fois au médecin des eaux, quand, ne revoyant plus son malade, il juge du résultat final par les modifications heureuses observées par lui pendant la cure, effets qui sont du reste de courte durée toutes les fois que la médication suivie n'est pas basée sur des indications précises.

C'est sans doute cet effet presque constant des eaux minérales qui a fait dire à quelques sceptiques que leurs propriétés bienfaisantes n'étaient pour le malade que la conséquence

d'un changement de climat, d'une altitude différente, dans un milieu où les distractions faisaient
diversion à ses souffrances. Cette manière d'envisager les avantages d'une cure thermale dénote
une si complète ignorance qu'elle ne demande
même pas à être réfutée. Certes, ces nouvelles
conditions d'existence peuvent être quelquefois
salutaires aux malades ; mais il leur revient une
bien faible part d'action dans les guérisons merveilleuses et durables que nous constatons tous
les jours.

Je crois plutôt qu'indépendamment d'une
action excitante spéciale, inhérente à toutes les
eaux minérales à des degrés plus ou moins
accentués, les pratiques balnéaires variées
employées dans la plupart des stations sont les
causes les plus fréquentes et les plus probables
de cette reconstitution générale, et que les bains,
les douches, les inhalations et les pulvérisations, en activant les fonctions de la peau
et des muqueuses, rétablissent l'harmonie dans
les actes physiologiques de l'organisme malade.

Voilà donc, mon cher ami, les effets généraux communs à un grand nombre d'eaux
minérales. Ils sont, comme tu le vois, déjà
très importants, et, étant donné l'état général

de tout malade porteur d'une affection chronique, ils trouvent bien souvent leurs applications.

Mais, en dehors de ces propriétés générales communes, chaque source ou chaque groupe de sources possède une spécialité d'action, une *spécialisation*, qui constitue pour chacune ses applications spéciales. C'est en vertu de cette propriété que telle diathèse sera redevable de telle classe d'eaux minérales, et que, dans cette classe elle-même, telle source s'attaquera plutôt que ses congénères aux manifestations diathésiques portant sur un organe spécial ; et cela par suite de cette propriété importante de chaque eau minérale, sa localisation d'action sur tel organe, sur tel tissu. C'est cette spécialisation que les classifications chimiques sont impuissantes à nous faire présager, la composition d'une eau n'impliquant pas toujours sa spécialité d'action. Bien des eaux n'agissent certainement pas par la présence de l'agent minéral qui y domine et qui peut s'y trouver à dose massive ; beaucoup d'autres, les *indéterminées*, les eaux peu minéralisées peuvent avoir une spécialisation bien nette, sans qu'il soit possible de dire quel est celui de leurs nombreux éléments qui est capable, à dose presque

infinitésimale, de produire des effets aussi
manifestes. Ce qui prouve encore une fois
qu'une eau minérale, comme je te l'ai déjà dit
en te citant la définition d'Andrieu, est un médicament complexe agissant comme unité ; et ce
qui démontre que l'intervention de la clinique
est réellement le seul moyen de fonder sur des
bases solides les indications précises de toute
médication minéro-thermale.

Je n'entreprendrai point, mon cher ami, de te
parler ici, même d'une façon succincte, de la
spécialisation de chaque station thermale. Je
n'ai pas la prétention de t'écrire un traité sur
les eaux minérales, et encore moins l'envie
d'aborder un sujet tellement complexe qu'il me
faudrait bien des choses qui me manquent pour
mener à bien une telle entreprise.

Je me bornerai, pour en finir avec ces géné-
ralités qui me serviront d'introduction, à t'exposer ma manière de voir sur les affections qui
nécessitent un traitement thermal ; et, quand
j'aurai ainsi à peu près complété ces rapides
aperçus de pathologie et de thérapeutique générales, je te parlerai enfin du Mont-Dore et de la
médication montdorienne.

La médication minéro-thermale ne s'adresse
qu'aux maladies chroniques ; ce sont les seuls

cas où l'on puisse compter sur les effets des
modificateurs puissants dont elle dispose. C'est
qu'en effet, comme l'a dit Sydenham, « si nos
» maladies aiguës ont leur source dans des
» causes extérieures à nous, nos maladies chro-
» niques procèdent de nous-mêmes ; leurs
» causes agissent lentement et réclament des
» moyens moins perturbateurs, plus en har-
» monie avec nos fonctions, et d'une action éga-
» lement plus lente que pour les maladies
» aiguës ». C'est-à-dire que toutes nos maladies
chroniques procèdent d'une *diathèse*, de cet
état spécial de l'organisme, généralement héré-
ditaire, qui imprime à toutes nos affections,
même aiguës, un cachet particulier, et qui nous
prédispose à des manifestations morbides toujours les mêmes dans leur essence, ne variant
seulement que dans leurs localisations et par suite
dans leurs formes. La diathèse, cette perversion
du fonctionnement intime de notre organisme ; ce
modus vivendi défectueux des éléments histologiques de notre sang et de tous nos organes,
dont nous retrouvons les traces dans presque
toutes les familles, la diathèse est certainement
souvent compatible avec un état de santé parfait ; elle a ses degrés et ne se manifeste quelquefois d'une façon réellement active qu'au

déclin de la vie ; mais elle n'en est pas moins la cause et le substratum des maladies chroniques, qui n'en sont que les manifestations locales. Dans toutes les maladies chroniques nous avons donc à combattre deux éléments morbides distincts : l'affection locale et l'état général imprimé au malade par l'influence diathésique.

On doit donc, en présence d'une maladie chronique, toujours rechercher la diathèse ; et on en trouvera toujours les traces, pour peu qu'on ait de ce tact qui constitue le médecin, chez le malade ou chez ses ascendants, quelquefois même chez ses collatéraux ou chez ses descendants, avant de pouvoir la découvrir chez lui-même.

Quand on envisage de cette façon la pathogénie des maladies chroniques, autrement dit des maladies diathésiques, on s'explique facilement leur ténacité et l'impuissance presque constante de la thérapeutique ordinaire à leur imprimer une direction qui les mène à la guérison. La matière médicale, si active et si précieuse en présence des maladies aiguës, est ici incapable de rendre les services qu'on lui demande ; ses agents pharmaceutiques, quelque complexes qu'on les formule, quelque nombreux qu'on les associe, n'auront jamais qu'une action limitée,

locale, presque toujours insuffisante. Les diathèses et leurs manifestations ont besoin d'un
autre genre de médication. C'est avant tout un
état général anormal qu'il faut rectifier chez
elles. Trousseau a dit qu'à une maladie chronique il faut un traitement chronique ; il est
aussi exact de dire qu'à une affection générale
il faut un traitement général. Ce traitement,
nous le trouvons dans l'application raisonnée
des eaux minérales, ces médicaments vivants
qui sortent de la terre en pleine activité chimique, en puissance d'un état dynamique qu'il
est impossible de reproduire autrement, dont les
effets thérapeutiques sont aussi complexes que
la composition. La médication minéro-thermale, par ses actions substitutive, altérante,
dérivative, sédative ou critique, actions que la
même eau peut successivement produire, est
par excellence la médication à longue portée, à
longue échéance, en un mot, l'expression la plus
complète de la médication générale. C'est à tous
ces titres, c'est aussi parce qu'elles provoquent
des crises salutaires, que les eaux minérales
tiennent le premier rang dans la curation des
maladies chroniques.

Tel est, mon ami, le tableau que je désirais te
faire de la médication thermale en général. Eu

égard à l'importance du sujet qui nécessiterait des volumes, sois indulgent pour la forme de cet exposé succinct. N'en retiens, si tu veux, que ceci, qui résume cette trop longue digression, c'est que, *étant donnée une maladie chronique, pour connaître la station qui lui convient le mieux, il faut d'abord rechercher la diathèse qui sert de base à l'affection locale, et lui appliquer l'eau qui, par ses effets généraux et en même temps par sa spécialisation, par son action élective sur tel organe, semble le plus propre à modifier l'un et l'autre.* A l'aide de ces deux éléments on fera, je crois, plus rarement fausse route, et les résultats seront plus souvent à l'avantage des malades. — Je ne veux pas dire par là qu'en observant dans le choix d'une eau minérale les principes méthodiques basés sur l'observation clinique, tous les malades puissent être rendus à la santé ; les eaux minérales ne sont point infaillibles. Mais, comme l'a dit l'immortel observateur Arêtée, dans son *Traité des maladies chroniques,* c'est beaucoup pour le médecin s'il parvient à adoucir les douleurs et à modérer les progrès du mal. « *Nempè œgroti omnes sanari* » *nonpossunt : medicus enim. deorum poten-* » *tiam anteiret ; verùm dolores sedare, morbos* » *intercipere, atque obscurare, medico fas est.* »

J'espère, mon cher ami, que ce plaidoyer en faveur du traitement des maladies chroniques, car en somme la médication thermale n'est pas autre chose, te disposera, s'il en est besoin, à user plus largement pour tes malades des vertus curatives de nos eaux. Et, quand je dis nos eaux, je parle des eaux françaises en général, qui, avec leurs trois cents et quelques stations, suffisent largement à toutes les indications de la médecine thermale. La mode devrait être à jamais passée d'aller demander aux eaux allemandes des guérisons qu'on peut si facilement trouver sans passer nos frontières. En 1871, dans un remarquable parallèle des eaux minérales de la France et de l'étranger, M. Durand-Fardel, dans un but qui fait honneur aux sentiments patriotiques de cet éminent hydrologue, établissait preuves en mains que nous n'avions à cet égard rien à envier à nos voisins d'Outre-Rhin. « La France, disait-il, est la seule contrée » de l'Europe qui puisse se suffire à elle-même » pour tout ce qui concerne la thérapeutique » thermale. Elle n'a besoin, dans aucun cas, de » recourir aux eaux minérales de l'Allemagne. » Il en serait de même à l'égard des autres pays, » si à la Bohême n'appartenaient pas Karlsbad » et ses congénères dont nous ne possédons que

» des équivalents éloignés. » Restons donc chez nous; nos malades ne s'en trouveront pas plus mal, et au moins notre amour-propre national n'aura plus à souffrir d'aller demander, en échange de notre or, la santé à nos récents vainqueurs.

LETTRE TROISIÈME

Le Mont-Dore, 4 juillet 884.

Après cette rapide excursion dans le vaste domaine des eaux minérales, je viens aujourd'hui, mon cher ami, comme je te l'ai promis, t'entretenir enfin du Mont-Dore et de ses eaux.

La petite ville du Mont-Dore, commune de 1,300 habitants du département du Puy-de-Dôme, est située dans la région la plus élevée et la plus accidentée des montagnes de l'Auvergne. Assise au fond d'une étroite et profonde vallée, entourée de tous côtés de pics élevés qui la dominent de 400 à 800 mètres, cette localité offre de loin au voyageur émerveillé l'aspect le plus attrayant et le plus pittoresque. En arrivant au Mont-Dore, que l'on ne peut apercevoir que lorsqu'on n'en est plus qu'à deux kilomètres, on a devant soi, au midi, le Puy de Sancy, le pic le plus élevé de tout le plateau central (1884 mètres), à gauche la montagne de l'Angle, à droite le pic du Capucin et le plateau du Rigolet, et enfin, derrière soi, le massif du Puy-Gros, qui semble avoir été placé là, comme une formidable forteresse, pour défendre l'entrée de la vallée. Tapissées jusqu'à leur sommet de forêts et de prairies, où s'étalent les tons les plus variés de la verdure, ces montagnes présentent aux regards le paysage le plus riant qui se puisse voir. Il faut rechercher les plus beaux sites de la Suisse pour trouver une vallée aussi favorisée de la nature. Baignée dans toute sa longueur par la Dordogne, qui se forme au pied du Sancy de la réunion des deux ruisseaux de la Dore et de la Dogne, cette délicieuse vallée du Mont-Dore, longue de 8 à 9,000 mètres sur une largeur moyenne d'un kilomètre, fournit au botaniste un vaste champ d'études; sa flore, d'une puissance de végétation extraordinaire, ne compte pas moins de cent familles de plantes parmi lesquelles abondent les espèces médicinales, telles que le Veratrum, la Gentiane, la Valériane, la Centaurée, la Bistorte, l'Arnica, le Phellandre, l'Armoise, l'Aconit, les Lichens, la Digitale, pour ne citer que celles qui sont en médecine d'un usage quotidien. Quant au minéralogiste, ce doit être pour lui un sol sans pareil que ce terrain bouleversé par ces violents cataclysmes préhistoriques qui semblent avoir fait surgir des entrailles de la terre, par l'ouverture de ces nombreux et vastes cratères, toutes les matières en fusion qu'elles détiennent dans leurs profondeurs, et qui, projetées çà et là dans toutes les directions, se retrouvent à chaque pas, solidifiées aujourd'hui, dans cet immense amas de produits volcaniques.

Inutile de te dire que dans un pays semblable les excursions intéressantes abondent, qu'il me suffise d'ajouter que l'on peut, pendant toute la durée d'une saison thermale, en faire une tous les jours, à pieds, à cheval ou en voiture, sans jamais visiter les mêmes lieux et surtout sans jamais se lasser d'admirer la variété des sites.

Je dois cependant t'avouer, pour la fidélité du tableau que je cherche à te tracer, qu'il est une légère tache à ce ravissant paysage. — Le soleil lui-même en a, je le sais bien; mais ce n'est pas une raison; le Mont-Dore ne devrait pas en avoir. — Et ce qu'il y a de plus désolant c'est que cette tache est au beau milieu du Mont-Dore. Ce sont ses rues mal percées et raboteuses; ses toits de chaume qui, bien que très peu nombreux, n'en jurent que davantage

avec l'élégance de certains hôtels nouvellement
édifiés; ce sont ses affreuses couvertures de
grès, rappelant la noire et lourde carapace de
quelque monstre antédiluvien et qui semblent
prêtes à écraser maisons et habitants; c'est, en
un mot, l'ensemble peu attrayant de cette ville
d'eaux qui, lorsque toutes nos grandes stations
se sont faites si belles pour recevoir dignement
leurs visiteurs, a toujours un peu conservé l'aspect d'un grand village, peu au courant du luxe
de l'architecture moderne. --- Ce n'est pas que
de louables efforts n'aient été tentés de tous
temps pour modifier cet état de choses; mais,
pendant que l'établissement thermal, propriété
départementale, était affermé tous les dix ou
quinze ans à un nouveau concessionnaire, la
petite ville du Mont-Dore complètement en dehors de la ferme des sources, abandonnée
comme la première commune rurale venue aux
modestes ressources de son budget, ne pouvait
faire que de bien lents progrès dans cette voie
des embellissements qui auraient dû être accom-
plis d'un seul coup pour être suffisants et durables et pour donner à cette station cet aspect
d'homogénéité qui lui manque encore aujour-
d'hui. Elle faisait bien tous ses efforts pour devenir élégante et propre, pour se mettre à la

hauteur de la réputation si méritée que lui
avaient acquise depuis si longtemps ses bienfaisantes naïades ; mais, malgré l'intelligence et le
dévouement des municipalités qu'elle a toujours
su choisir, livrée presque entièrement au bon
vouloir et à l'initiative privés, elle n'a jamais pu
trouver les sommes nécessaires à toutes les
améliorations réclamées depuis si longtemps et
par le corps médical et par les malades.

Je ne veux certainement pas dire que le Mont-
Dore soit encore aujourd'hui aussi peu conforta-
blement aménagé qu'au temps de de Brieude,
qui écrivait en 1788 : « Le séjour du Mont-Dore
» est désagréable sous tous les rapports ; les
» maisons y sont mal distribuées et, qui pis
» est, malpropres. Les malades n'y trouvent que
» très peu des commodités nécessaires à leur
» état. On y est très à plaindre si l'on n'y porte
» pas de linge de toutes espèces et son coucher.
» Les grands chemins sont mal tenus. On y voit
» les malheureux pulmoniques arriver brisés et
» moulus par les cahots, obligés de garder le lit
» plusieurs jours. » Évidemment depuis un
siècle les choses ont bien changé, et l'on n'a
plus besoin, quand on vient au Mont-Dore, d'y
« apporter son linge et son coucher ». Les
hôtels y sont nombreux, confortables, et à la

portée de toutes les bourses. Grâce aux soins intelligents de la plupart des préfets qui se sont succédé à Clermont dans la première moitié de ce siècle, grâce surtout à l'influence de Michel Bertrand, qui fut pendant plus de cinquante ans l'inspecteur des eaux du Mont-Dore, l'établissement actuel fut édifié, les sources anciennes et nouvelles furent captées, des hôtels s'élevèrent, le plan du nouveau village fut tracé, des promenades créées, et les routes qui aboutissent au Mont-Dore exécutées sous l'administration éclairée et dévouée de M. Gabriel Chabory qui, pendant plus de trente ans qu'il fut maire du Mont-Dore, fut en même temps le collaborateur infatigable de Michel Bertrand. Assurément, tel qu'il est aujourd'hui, le Mont-Dore peut offrir aux malades le nécessaire comme confortable, comme distraction et comme ressources balnéaires; mais au Mont-Dore le nécessaire est insuffisant; il faut que cette station, une des premières au point de vue de la thérapeutique thermale soit encore une des premières comme établissement et comme ville d'eaux. Il serait injuste cependant de méconnaître les tentatives faites en ce sens depuis quelques années par Monsieur Chabaud, le concessionnaire actuel, qui il y a deux ans a inauguré un magnifique ca-

sino, a introduit du confortable dans l'établissement des bains, a fait en un mot tous ses efforts
pour embellir la station et y laisser de bons
souvenirs de son administration.

Pour rendre à chacun ce qui lui est dû, je dois
ajouter que le corps médical du Mont-Dore,
qui depuis plusieurs années s'est constitué en
société, ayant surtout pour but de veiller aux
intérêts de la station et de se mettre en rapport
avec l'administration départementale pour en
obtenir les améliorations nécessitées chaque
jour par de nouveaux besoins, n'a pas été étranger aux heureuses modifications que je viens de
t'énumérer. Uni comme il l'est, il lui sera dans
l'avenir plus facile encore, j'en suis convaincu,
de faire disparaître peu à peu les derniers desi-
derata. Le plus grand service qu'il pourra rendre
à la station et aux malades, ce sera de contribuer
à faire comprendre au conseil général du Puy-
de-Dôme qu'il est de l'intérêt de tous d'affermer
à long terme les bains du Mont-Dore à une compagnie assez puissante pour faire du jour au
lendemain table rase de tout ce qui y existe, et
pour créer dans cette délicieuse vallée, qui se
prêterait si bien à cette œuvre de réorganisation,
une station plus en harmonie avec le nombre
toujours croissant des malades et avec les exi-

3

gences d'un public habitué aujourd'hui à trouver partout du bien-être, du luxe même.

Pour effacer la tache que je te signalais, le remède que je souhaite est peut-être un peu radical, mais j'ai la conviction profonde que dans cette circonstance les demi-mesures n'amèneront jamais qu'un résultat incomplet et défectueux.

On arrivait autrefois au Mont-Dore par Clermond-Ferrand qui en est distant de 52 kilomètres. Trajet un peu long pour être effectué en voiture; mais la route en est si accidentée et si curieuse qu'on ne s'apercevait guère de la longueur du chemin. Depuis trois ans que la ligne du chemin de fer de Clermont à Tulle a été inaugurée, nous ne nous trouvons plus qu'à 17 kilomètres de la gare de Laqueuille, et c'est cette dernière qui dessert le Mont-Dore, et la Bourboule, notre station voisine. Une bifurcation est depuis longtemps projetée, partant de Laqueuille pour se rendre directement au Mont-Dore; on nous fait espérer que la compagnie d'Orléans, aujourd'hui en possession de ce réseau créé par l'État, donnera prochainement suite à ce projet. En attendant, un service très bien organisé d'omnibus et de landaus transporte voyageurs et bagages de Laqueuille ici en une heure et quart.

Le Mont-Dore est situé à 1052 mètres au dessus du niveau de la mer. Après Barèges, qui est à une altitude de 1280 mètres, c'est la station la plus élevée de France. C'est cette altitude, qui a du reste son importance dans la cure des maladies de poitrine, qui fait que la saison thermale y est relativement courte. L'établissement y est ouvert du 1er juin au 1er octobre; mais l'été ne s'y établit guère d'une façon définitive avant le 15 juin, et après le 15 septembre les nuits deviennent froides, et il n'est pas rare de voir dès cette époque la neige couvrir les sommets environnants. On peut donc dire que la saison dure trois mois, du 15 juin au 15 septembre.

Les oscillations barométriques varient au Mont-Dore entre 670 et 680 millimètres; comme dans les pays de hautes montagnes, les différences de pression ne sont jamais plus accentuées. La pression moyenne est de 675 millimètres.

La température moyenne de la journée pendant les mois de juillet et d'août est de 16 à 17°. Mais ici, plus que dans la plaine, on constate quelquefois le matin et le soir de ces chutes brusques de la température dont il faut être averti pour avoir soin de se prémunir contre les conséquences qu'elles pourraient avoir pour les

malades. Qu'ils n'oublient jamais de mettre dans
leur valise quelques vêtements d'hiver; autrement ils pourraient avoir à se repentir de cette
négligence. Les chaleurs de l'été sont donc presque toujours très tempérées au Mont-Dore; et
c'est encore là un grand avantage pour les phthisiques auxquels les hautes températures de la
plaine sont si préjudiciables. En revanche les
orages y sont fréquents et violents, mais généralement de courte durée. La foudre n'y tombe
jamais; encaissée au fond de la vallée, la ville
est entourée de hauts sommets qui lui servent
de paratonnerres naturels et la protègent contre
ses atteintes.

On a beaucoup exagéré la rigueur du climat
du Mont-Dore, et surtout les effets que ce climat devait produire chez les malades. Comme
dans tous les pays de montagnes, c'est un climat variable, aux brusques changements de
température, mais très sain et présentant des
conditions hygiéniques excellentes. Je n'en
veux comme preuve que l'absence constante
des affections endémiques et épidémiques. La
population montdorienne indigène est saine et
vigoureuse; la phthisie lui est complètement
inconnue, et les baigneurs, malgré l'encombre-
ment occasionné par la courte durée de la saison,

malgré les conditions météorologiques, en apparence défectueuses, s'y portent à merveille. On ne constate que bien rarement chez eux les accidents aigus auxquels la sensibilité et les affections préexistantes de leurs voies respiratoires sembleraient les prédisposer. En plaine, les variations brusques de température, les brouillards, les pluies froides et abondantes, comme on en voit quelquefois au Mont-Dore, auraient certainement pour eux de graves inconvénients, je le reconnais ; mais n'oublions pas qu'ici nous sommes à une altitude de 1,050 mètres, et que les effets salutaires de cette dépression barométrique sur le fonctionnement de l'organe pulmonaire, joints à la pureté et à la tonicité de l'air des montagnes, compensent largement les inconvénients qu'on serait, à première vue, tenté d'attribuer à ces conditions climatériques. C'est ainsi du moins que j'explique ce fait indéniable, reconnu par tous, c'est qu'au Mont-Dore, quelque temps qu'il fasse, nous n'avons presque jamais à intervenir chez nos malades pour des affections aiguës contractées pendant la cure thermale.

LETTRE QUATRIÈME

Le Mont-Dore, 11 juillet 1884.

Les sources minéro-thermales du Mont-Dore sont connues et employées en médecine depuis les temps les plus reculés. Leur usage ne remonte pas seulement à la période de la domination romaine. Avant cette époque, les premiers habitants des Gaules y avaient déjà établi des piscines. On peut donc dire que leur renommée se perd dans la nuit des temps.

Jusqu'au commencement de ce siècle, on ne connaissait au Mont-Dore que trois sources thermales :

1° La fontaine de la *Magdeleine*, dont. les eaux venaient se perdre au milieu de la place du village, et formaient là une mare où bêtes et gens venaient boire et se plonger, car, réputées

de tout temps pour l'emphysème pulmonaire,
c'est en grand nombre que des pays voisins on
y amenait les chevaux poussifs ;

2° Le *bain de César* renfermé dans une sorte
de grotte antique, au fond de laquelle se trouvait une auge en pierre qui servait de baignoire ;

3° Les *bains de Saint-Jean* ou *grand bain*,
ainsi nommés, sans doute à cause du luxe relatif
de leur installation, composés d'une salle
unique de six mètres sur cinq, au fond de
laquelle une piscine en pierre, recevant les
eaux à leur naissance, était divisée en quatre
compartiments ou baignoires par des cloisons
de bois.

Telle fut pendant des siècles l'organisation
des bains du Mont-Dore. Elle ne pouvait guère,
comme tu le vois, être d'une simplicité plus
primitive. Et quand on songe qu'à cette époque
les maisons et hôtelleries du village étaient à
l'avenant de l'établissement thermal, on s'explique facilement l'appréciation de de Brieude
que je te citais dans ma dernière lettre.

En 1802, le préfet du département fit enclore
la fontaine de la Magdeleine. C'était, du reste,
la seule source à laquelle l'administration pût
apporter quelques améliorations ; les deux

autres, le bain de César et le Grand bain, étant
la propriété d'un particulier. C'est à M. Ramond,
préfet du Puy-de-Dôme, de 1806 à 1813, que
revient l'honneur d'avoir compris l'importance
que pouvaient prendre, en les restaurant, les
thermes du Mont-Dore, et d'avoir projeté et
préparé l'exécution d'un véritable monument
thermal. Il fit dresser un plan, fit céder, en
1810, pour cause d'utilité publique, les bains au
département, fit exproprier les habitants qui
possédaient les maisons entourant ces bains,
en un mot, prépara pour cette œuvre les voies à
ses successeurs ; car, quittant la préfecture de
Clermont, en 1813, il n'eut pas le temps de faire
commencer les travaux.

C'est en 1817 que le préfet de Rigny fit donner
les premiers coups de pioche. On découvrit
alors, près des bains existants, sous les assises
des maisons environnantes qui avaient été
achetées pour établir le nouvel établissement,
on découvrit, à un mètre de profondeur,
d'abord, une piscine en pierres de taille cimen-
tée avec soin, de 3 à 4 mètres de côté, remplie
de tuiles calcinées et de chevrons à demi-
brûlés ; au-dessous de son pavé se trouvaient
des murs épais formant une vaste galerie repré-
sentant une enceinte carrée, fermée de trois

côtés, à laquelle était adossée une seconde piscine beaucoup plus grande que la première et
parfaitement aménagée pour la commodité des
malades. Puis, du côté opposé, une autre
galerie analogue conduisant par chacune de ses
extrémités à des salles disposées comme celles
qui ont été retrouvées à Aix en Savoie, et que
cette disposition même, ces nombreux tuyaux
venant s'ouvrir au-dessous de la voûte comme
de véritables bouches de chaleur, ont fait considérer, et à juste raison, comme des salles de
bains de vapeurs. Un peu plus loin, existait une
autre piscine de marbre blanc, revêtue en stuc,
et, à quelques pas de là, au milieu de nombreux décombres, une colonne finement
sculptée, renversée et brisée, percée dans toute
sa longueur, et qui servait probablement d'or-
nement à une fontaine. Près de l'entrée de la
grande piscine, on découvrit un aqueduc au
milieu duquel se trouvait la source de la Magdeleine ; c'est de là qu'elle sourdait à travers
les décombres pour aller se perdre, à 50 mètres,
sur la petite place du village. Partout des con-
duits de plomb, serpentant dans toutes les
directions ; des morceaux d'émail provenant de
riches mosaïques ; des objets et ornements
romains ; des monnaies à l'effigie de Vespasien,

3.

de Trajan, d'Antonin et de Marc-Aurèle ; des fûts de colonnes, des chapiteaux, des entablements aux plus vastes proportions, qui dénotaient l'existence d'un établissement romain de la plus grande importance.

Mais une découverte plus heureuse encore fut celle de deux nouvelles sources captées dès cette époque, l'une dans un puits de forme octogone, qui a été conservé, et l'autre qui surgissait au milieu de la grande piscine. La première fut appelée source *Ramond*, et la seconde source *Rigny*. Une troisième fut trouvée à la même époque au-dessus de la fontaine de César ; on l'appela la source *Caroline*, en l'honneur de la duchesse de Berry, qui se trouvait alors en traitement au Mont-Dore.

C'est sur l'emplacement de ces thermes somptueux, qui n'ont pas été complétement décombrés et qui s'étendent encore certainement sous les hôtels qui avoisinent notre établissement, que fut édifié le monument thermal actuel. On aurait bien voulu conserver une partie des aménagements romains ; mais ces ruines, macérées pendant des siècles dans les eaux chaudes qui sourdaient de toutes parts, tombèrent en décomposition dès qu'elles furent au contact de l'air, sous l'influence du soleil et de la gelée.

Tout ce qui put en être conservé fut religieusement recueilli, et aujourd'hui ces curieux débris historiques, rangés à l'extrémité du *parc*, sont pour l'archéologue un vivant témoignage de l'antique splendeur de la station du Mont-Dore.

En déblayant le terrain des ruines des bains romains pour y établir les deux terrasses superposées qui supportent aujourd'hui les bases de l'établissement, on découvrit une vaste piscine faite en madriers de sapin équarris et accolés les uns aux autres, sur laquelle sans s'en douter probablement, les romains avaient édifié leurs thermes. A quelle époque remonte cette construction ? C'est ce qu'il est difficile d'établir. Il est de toute évidence cependant qu'elle devait être de plusieurs siècles antérieure à l'arrivée des Romains, et remonter à une date de la période gauloise peut-être très éloignée, puisque une couche de terre d'un mètre d'épaisseur la séparait déjà des fondations des constructions romaines.

Voilà, mon cher ami, les meilleures preuves qui nous restent de l'ancienneté des thermes du Mont-Dore. Sans ces fortuites découvertes il eût été presque impossible de savoir à quelle époque remontait leur réputation ; et les enseignements intéressants qu'on en peut tirer

eussent été perdus pour l'histoire de la thérapeutique thermale.

Sidoine Apollinaire, poète latin, préfet de
Rome sous l'empereur Avitus, son beau-père,
plus tard évêque de Clermont en 472, possédait
une maison de campagne dans une des vallées
voisines du Mont-Dore ; c'est de cette retraite
qu'il écrivait à son ami Appert la 14ᵉ du livre V
de ses lettres en vers, curieuses surtout pour
l'histoire du temps, et qu'il lui décrivait les
sources du Mont-Dore qu'il désigne sous le
nom de « *Calentes Baïæ* » et qu'il qualifie
» *phthisiscentibus medicabiles* ».

En dehors de cet auteur, on ne retrouve nulle
part aucune trace de la faveur dont jouissaient
pourtant depuis si longtemps les eaux chaudes
de la vallée du Mont-Dore. Il faut arriver jusqu'au commencement du xviiᵉ siècle pour trouver,
dans un ouvrage intitulé *La mémoire renou-
velée des merveilles des eaux naturelles*, publiée par Jean Bang, en 1605, quelques considé-
rations plus ou moins exactes sur le Mont-Dore.
Les auteurs du xviiiᵉ siècle, à l'exception toute-
fois de de Brieude, ne sont pas beaucoup plus
intéressants sur cette matière. Moins heureux
que Barèges et les autres sources des Pyrénées,
le Mont-Dore ne devait rencontrer son Bordeu

qu'au commencement de ce siècle. C'est en effet
de 1810 à 1823 que Michel Bertrand fit paraître,
en même qu'il présidait à la transformation
complète de la station, ses *Recherches sur les
propriétés physiques, chimiques et médicinales
des eaux du Mont-Dore*, ouvrage d'une haute
valeur scientifique, qui est toujours et sera
longtemps encore, comme on l'a souvent répété,
le code médical du Mont-Dore.

Depuis 1826, époque de l'achèvement de l'établissement, deux autres sources ont été découvertes près de celle de la Magdeleine, ce sont
les sources *Boyer* et *Pigeon*.

Les thermes du Mont-Dore sont donc actuellement alimentés par neuf sources minérales
qui sortent toutes, ou presque toutes, dans l'établissement même, à la base de la montagne de
l'Angle, par les nombreuses fissures trachytiques
de la coulée de lave qui leur livre passage.

Ces neuf sources sont :
la source de *La Magdeleine* ou source *Bertrand*,
    »   *Boyer*,
    »   *Pigeon*,
    »   *Ramond*,
    »   *Rigny*,
    »   *Saint-Jean* ou du *Pavillon*,
    »   *César*,

la source *Caroline*,
  »   *Sainte-Marguerite.*

A l'exception de la source sainte Marguerite qui est froide, et dont la température est à 11° centigrades, toutes les autres sont thermales et font monter le thermomètre de 43° à 45°. La plus chaude est la source de la Magdeleine, 45°; et les moins chaudes celles des fontaines Ramond et Rigny qui ont 43°.

Ces sources, toujours constantes dans leur température et dans leur minéralisation, fournissent chaque jour un débit de 434,880 litres d'eau minérale. La plus abondante est la source de la Magdeleine qui débite 100 litres par minute; la source Rigny, la moins abondante, ne fournit dans le même temps que 12 litres d'eau.

On a découvert en 1876, dans le sous-sol de l'hôtel Boyer-Bertrand, qui avoisine l'établissement, une source analogue comme température et comme composition à celle de la Magdeleine, mais d'un débit de 45 litres seulement; et l'année dernière, en faisant des travaux pour la construction d'un réservoir, une nouvelle source se fit jour à l'extrémité sud de la façade de l'établissement. Des fouilles opérées sous les propriétés privées du voisinage en feraient probablement découvrir bien d'autres ; c'est une heureuse surprise qui est certainement réservée à l'avenir.

Plusieurs analyses des eaux du Mont-Dore avaient été faites au siècle dernier et même dans le siècle précédent ; mais, basées sur les connaissances chimiques que nous savons, elles n'offrent qu'un bien minime intérêt. Celle qui fut publiée par Michel Bertrand, en 1810, quoique bien plus précise, n'est pas cependant, il s'en faut, d'une exactitude rigoureuse. Bien des sels qui y sont contenus n'y sont pas retrouvés, et tous ceux qui y sont mentionnés n'y sont pas reconnus en totalité ; une grande partie échappe à l'analyse.

De cette époque à 1862 aucune analyse complète ne fut entreprise. Les investigations chimiques se bornèrent à la recherche de certains agents particuliers qu'on soupçonnait devoir y exister. C'est ainsi que Thénard, pendant une cure que cet illustre chimiste vint faire au Mont-Dore en 1852, acquit la preuve de la présence de l'arsenic dans les eaux de la source de la Magdeleine, et l'y trouva à la dose de 0 gr. 001058 d'arséniate de soude par litre. Depuis cette tépoque l'existence de ce corps fut constatée dans outes les sources thermales de la station, et,

chose bizarre, toujours dans les mêmes proportions pour chacune d'elles, quand, au contraire,
les autres agents qui s'y rencontrent varient
d'une source à une autre dans des limites quelquefois très sensibles.

En 1862 la société d'hydrologie chargea M. Lefort de procéder à une nouvelle analyse de
toutes les sources du Mont-Dore. Ce travail
exécuté avec le plus grand soin, est celui qui
nous donne de la façon la plus approximative
une idée de la composition chimique de nos
eaux. Je dis une idée approximative, car je suis
convaincu que dans un travail de ce genre bien
des éléments échappent aux réactifs et à la ba-
lance, et que tout autres seraient les résultats,
si au lieu d'analyser une eau minérale dans un
laboratoire, loin de la source, il était possible de
procéder à cette opération instantanément, au
moment même de son émergence du sol.

Je ne te donnerai point les résultats obtenus
par M. Lefort pour toutes les sources du Mont-
Dore. Les différences qui existent entre elles
portent du reste exclusivement sur les doses
plutôt que sur leur composition intime. Toutes
renferment les mêmes éléments, mais à des
doses variables. Il n'y a que l'arsenic qui,
comme je te le disais tout à l'heure, se trouve

exactement dans les mêmes proportions pour chaque source. Seule, la fontaine Sainte-Marguerite fait exception. Cette source froide est d'une minéralisation nulle ; elle est en revanche très chargée d'acide carbonique, qualité qui la rend fort agréable à prendre comme eau de table. Elle n'est du reste utilisée que pour tempérer les bains de la grande salle de l'établissement.

La source de la Magdeleine étant de beaucoup la plus employée en boissons c'est elle que je choisirai comme type des combinaisons salines des eaux du Mont-Dore.

Un litre d'eau de cette fontaine renferme :

	c.c.
Oxygène..............	0 65
Azote.................	8 64

	gr.
Acide carbonique libre...............	0.3522
Bicarbonate de soude................	0.5362
— de potasse...............	0.0309
— d'oxyde de rubidium... ⎱ — — de cœsium..... ⎰	Indices
— de chaux................	0.3423
— de magnésie	0.1757
— de protoxyde de fer ...	0.0207
— de manganèse..........	traces
Chlorure de sodium...................	0.3685

Lithine (chlorure de lithium)........	0.0080
Sulfate de soude..................	0.0761
Arséniate de soude........	0.00096
Borate de soude...................	Indices
Iodure et fluorures de sodium......	
Acide silicique......................	0.1654
Alumine............................	0.0112
Matière organique bitumineuse.....	traces
TOTAL.....	2 08816

Minéralisation assez faible, comme tu le vois, et qui, en l'absence de toute prédominance chimique, rend complètement artificiel le classement de ces eaux.

Durand-Fardel les a d'abord rangées dans la série des *bicarbonatées mixtes* ; plus tard il les a classées dans les *indéterminées arsénicales*. Je ne vois pas pourquoi elles ne seraient pas tout aussi bien des carbonatées calciques, des chlorurées sodiques, des lithinées, des silicatées, puisque Plombières avec moins d'acide silicique et une minéralisation générale encore plus faible est rangée par Durand-Fardel dans cette dernière classe, et que, au point de vue de la lithine, elles tiennent un des premiers rangs parmi les eaux minérales de la France. Pour moi, qui fais assez bon marché des classifications chimiques, je n'essaierai pas, et pour cause, de te dire dans quel groupe les eaux du Mont-Dore doivent figurer. Je laisse à d'autres plus habiles ce soin assez délicat, à ce qu'il paraît, à en juger d'après les divergences d'opinions des hydrologues éminents qui ont cherché à élucider cette question. Notre distingué confrère Richelot ne voit dans le traitement montdorien que l'expression la plus complète de la médication arsénicale. Je ne dis pas qu'il ait raison. Je n'oserais pas affirmer qu'il ait tort. Telles qu'elles sont, les eaux du Mont-Dore guérissent ; est-ce par l'arsenic, par les bicarbonates alcalins, par le chlorure de sodium, par la lithine ? Je n'en sais rien, et personne n'en sait rien. C'est plutôt, du moins je le crois, par leur ensemble, par leur dynamisme, par la résultante inconnue de tous ces corps associés. Mais, quoi qu'il en soit, elles guérissent, dans certains cas bien déterminés ; c'est, au point de vue pratique, tout ce qu'il nous suffit de savoir.

Les eaux du Mont-Dore sont limpides, sans odeur et très gazeuses. Leur saveur acidulée laisse dans la bouche un arrière-goût d'encre assez prononcé. D'une digestion facile, elles sont tolérées par presque tous les estomacs. J'ai même souvent rencontré des malades qui la buvaient avec plaisir, et pour lesquels c'était une véritable satisfaction que d'absorber tous les matins leurs deux ou trois verres d'eau minérale.

Leur densité est de 1 kilog. 0012. En principe leur 2 gr. 088 mm. de sels minéraux devraient faire supposer une densité plus considérable, mais les gaz qu'elles contiennent en assez grande quantité augmentent leur volume et diminuent leur poids.

L'électricité dynamique est extrêmement prononcée dans les eaux du Mont-Dore. C'est ici que le professeur Scoutteten fit, en 1865, ses remarquables expériences sur les propriétés électriques des eaux minérales, expériences qui peuvent se résumer ainsi : « Les eaux miné-
» rales diffèrent très notablement des eaux
» ordinaires de puits ou de rivière. Ce sont des
» eaux actives, vivantes, elles sont à l'état *dyna-*
» *mique*, les eaux de rivière au contraire sont
» à l'état *statique*, les actions chimiques y sont
» éteintes, et, par cela même, les effets électri-
» ques ne s'y manifestent plus. » Leurs réac-
tions électriques y sont d'autant plus actives que l'eau minérale est à sa température native; elles perdent de leur intensité au fur et à mesure que cette température s'abaisse.

Dans ma prochaine lettre je te parlerai de l'établissement actuel et des diverses pratiques mises en œuvre dans le traitement thermal du Mont-Dore.

LETTRE CINQUIÈME

Le Mont-Dore, 20 juillet 1884.

L'établissement thermal du Mont-Dore se compose actuellement de deux corps de bâtiments complètement séparés, bien distincts également par les pratiques thermales auxquelles ils sont l'un et l'autre affectés.

L'un est l'*Établissement des bains*, l'autre l'*Établissement des vapeurs.*

L'établissement des bains est construit, comme je te l'ai déjà dit, au pied de la montagne de l'Angle, sur l'emplacement même des thermes anciens, et en grande partie sur les griffons des sources. Il occupe toute la façade ouest de la place des Thermes, et est destiné à l'administration des eaux sous forme liquide : *boisson, bains* et *douches.*

Il se divise en trois parties : le rez-de-chaussée, le premier étage et le pavillon ou deuxième étage.

Les bains du Pavillon ou Grand bain, qui, dans le principe, ont le plus contribué à la réputation du Mont-Dore, sont établis directement au-dessus des sources Saint-Jean, qui jaillissent en cet endroit, au fond de l'établissement, à la hauteur du deuxième étage. Ils se composent de sept baignoires, dans cinq desquelles on prend des bains à la température native de l'eau courante qui sort continuellement du fond même de ces baignoires, qui ne sont en somme que de petites piscines ou cuves creusées dans les roches trachytiques de la montagne. — Toutes ces baignoires sont pourvues de douches. L'ensemble des filets d'eau thermale qui sourdent de ces piscines est de 40 litres par minute.

De chaque côté du Pavillon s'ouvrent deux galeries, inaugurées en 1877, et contenant chacune 16 cabinets de bains. Celle de droite est réservée aux hommes ; ce sont les bains de César ; celle de gauche est affectée aux bains de Caroline, pour le service des femmes. On y prépare des bains tempérés qui peuvent y être donnés jusqu'à 38°. Elles sont desservies par les sources César et Caroline qui se trouvent derrière l'établissement, un peu plus haut que la source Saint-Jean.

En descendant les quatorze marches qui séparent le Pavillon du premier étage, on arrive dans la *Grande-Salle*. C'est une large galerie de chaque côté de laquelle s'ouvrent neuf cabinets de bains, tous pourvus de douches au dessus de la baignoire. Ces cabinets sont vastes, très bien éclairés, et ont été récemment aménagés d'une façon plus que confortable, qui en fait des cabinets de luxe; chaque salle de bain proprement dite, renfermant la baignoire et la douche, est séparée par une cloison de marbre blanc d'un petit salon-vestiaire qui ouvre sur la galerie. Les 18 baignoires de la grande salle sont alimentées par les sources César et Caroline, tempérées selon les besoins par l'eau froide de la source Sainte-Marguerite.

En sortant de la grande salle on se trouve sur le palier de l'escalier double monumental qui descend, à droite et à gauche, au rez-de-chaussée. Sur ce palier s'ouvre le grand salon qui, avant l'inauguration du casino actuel, servait à la fois de salle de fête et de salle de spectacle. Il donne sur la place des Thermes et forme la façade du premier étage de l'établissement. A chaque extrémité, il communique avec plusieurs petites pièces qui servaient autrefois de salles de jeu et de salons de lecture. Ces appartements constituent les deux angles de façade du monument. Ceux de gauche sont encore occupés par le logement du concessionnaire; quant à ceux de droite et au grand salon du milieu ils n'ont encore subi aucune nouvelle appropriation. On a projeté de les transformer en cabinets de bains de première classe, analogues à ceux de la grande salle, ou en salle d'inhalations également de première classe. Quelque détermination qu'on prenne il serait bien désirable que l'on ne vît pas longtemps encore, dans un établissement aujourd'hui trop petit, ces magnifiques salles fermées et inoccupées, quand elles se prêteraient si bien à quelque nouvelle installation balnéaire utile.

Au rez-de-chaussée, au fond de l'établissement, et sous la grande salle du premier étage, se trouvent sept piscines, dont cinq petites dans une première pièce, et deux grandes dans deux salles contiguës, huit appareils de douches y sont installés. Ces piscines, réservées aux malades peu fortunés et aux indigents, sont alimentées par les sources Ramond et Rigny qui se trouvent en-dessous.

Toute la partie du rez-de-chaussée qui donne sur la place, au dessous du grand salon du premier étage, est constituée par une salle des pas-perdus où sont installées les buvettes des sources de la Magdeleine, Ramond et César, ainsi que les cuvettes à gargarismes établies dans des stalles construites à cet effet. Aux extrémités de ce promenoir existent, d'un côté, les bureaux de l'administration, et de l'autre une pharmacie.

Aux deux ailes de l'établissement, longeant les piscines et la salle des buvettes, ont été annexées, en 1856, deux nouvelles galeries, s'ouvrant chacune aux deux angles du monument, sur la place des Thermes, et désignées sous les noms de *galerie du Nord* et de *galerie du Midi*. La galerie du Nord, réservée aux bains tempérés des hommes, compte 20 cabinets de bains, munis de douches. Au fond de cette galerie existent deux cabinets de *douches ascendantes*, et, pour les hommes, l'installation spéciale des douches *naso-pharyngiennes*. La *galerie du Midi*, où se préparent les bains tempérés des femmes, est à peu près la reproduction de la galerie du Nord ; moins longue cependant, elle ne contient que 13 cabinets de bains avec douches. Il y a quelques années on lui a annexé une petite salle qui renferme encore quelques cabines de bains, des piscines où les femmes prennent leurs bains de pieds, et les appareils à douches naso-pharyngiennes. Les deux galeries du nord et du midi sont desservies par la fontaine de la Magdeleine qui est située au bout de cette dernière, dans la pièce occupée par la machine à vapeur utilisée pour la distribution des eaux dans les différentes salles de l'établissement.

Tel est, mon cher ami, l'organisation de l'établissement des bains. Lors de sa construction il répondait à peu près aux besoins de l'époque ; mais aujourd'hui, malgré les nombreuses annexes qui y ont été successivement adjointes, bien qu'on puisse y administrer près de 100 bains à la fois, il est sur le point de devenir insuffisant pour le nombre toujours croissant des malades,

L'établissement des vapeurs, séparé de celui des bains par l'entrée de la rue Favard, occupe la façade sud de la place des Thermes. Ce monument, commencé en 1846 et terminé en 1851, a été considérablement agrandi en 1878. Il se compose d'un sous-sol, d'un rez-de-chaussée et d'un premier étage, affectés les uns et les autres aux applications de l'eau minérale sous forme de *poussière* et de *vapeurs*.

Dans le sous-sol existent les salles d'inhalations à prix réduit, pour les malades besoigneux ou indigents ; derrière celles-là les machines et chaudières employées pour le service de ce bâtiment.

Au rez-de-chaussée se trouvent deux galeries, l'une à gauche pour les femmes, l'autre à droite pour les hommes, dans lesquelles sont installés les cabinets de bains et douches de vapeur. Entre ces galeries et derrière elles se trouvent les salles de *pulvérisation* précédées chacune d'un vestiaire. C'est dans ces salles que chaque malade vient faire usage des pulvérisateurs établis autour d'elles, en même temps qu'il respire les vapeurs d'eau minérale projetées par des bouches placées au centre de la pièce, et qui ont surtout pour but de maintenir une température de 25° à 28° dans une atmosphère qui, sans cette précaution, serait considérablement refroidie par la condensation de l'eau poudroyée résultant du jeu continuel des pulvérisateurs.

Le premier étage, où l'on accède par un grand escalier double, est exclusivement réservé aux salles d'*inhalations* ou d'*aspirations*. Il y en a trois pour les hommes et autant pour les femmes, variant chacune comme densité des vapeurs et comme température; leur degré de chaleur y est maintenu entre 28° et 32° centigrades. De chaque côté un vestiaire chauffé est aménagé pour que les malades puissent, avant d'entrer dans les salles de vapeurs, se débarrasser des vêtements qui leur sont inutiles. Ces salles d'inhalations sont assez spacieuses pour contenir à la fois plus de cent-cinquante malades des deux sexes; et cependant aujourd'hui elles sont devenues insuffisantes; c'est leur exiguïté relative qui force les derniers malades inscrits sur les registres de l'établissement à commencer leur traitement dès 4 ou 5 heures du matin. Les chaudières de l'établissement des vapeurs sont alimentées par la fontaine de la Magdeleine.

Les salles d'inhalations du Mont-Dore sont encore ce qu'il y a de plus complet et de plus perfectionné dans ce genre. C'est ici du reste que les vapeurs hydro-minérales ont été pour la première fois thérapeutiquement et méthodiquement employées. Leurs premières applications dans des salles spéciales remontent à 1832. Avant cette époque, le docteur Michel Bertrand, frappé des bons effets que retiraient les asthmatiques de leur séjour dans les bains Saint-

Jean, où il les voyait respirer plus librement, même quand ils ne faisaient qu'en inhaler les émanations, avait déjà compris que les vapeurs spontanées des eaux du Mont-Dore devaient avoir une grande part dans les guérisons et les améliorations qu'il constatait chez ses malades. De là, pour un homme de génie comme lui, à la la création de salles spéciales où les malades viendraient respirer les vapeurs forcées de l'eau minérale portée à l'ébullition, il n'y avait qu'un pas. C'est cette conception qui donna naissance aux premières salles d'inhalations, qui, je le répète, furent créées au Mont-Dore, en 1832.

Voilà, mon cher ami, les moyens d'action dont dispose actuellement la médication montdorienne. Telle qu'elle est, et malgré ses imperfections, cette organisation balnéo-thérapeutique, suffit à toutes les indications réclamées par les maladies qui sont tributaires de nos eaux ; il ne s'agit que de savoir s'en servir.

Laisse-moi maintenant te parler des différentes formes sous lesquelles les eaux du Mont-Dore sont appliquées. Je viens de te décrire les organes de l'établissement ; il est indispensable que je t'entretienne de leurs fonctions. — Plus tard je te dirai les effets qu'elles produisent sur notre organisme. Ces applications sont excessive-

ment variées ; on peut dire.qu'elles se composent
de toutes les pratiques balnéaires employées aujourd'hui : eaux en boisson, bains tempérés,
bains à haute température, douches liquides,
bains et douches de vapeur, inhalations, pulvérisations, douches ascendantes, pédiluves, gargarismes, douches naso-pharyngiennes, tous les
moyens sont mis en œuvre pour favoriser l'absorption de l'eau minérale, pour agir localement
sur les organes malades, en un mot pour obte-
tenir les effets que l'expérience a démontrés
utiles dans telle ou telle circonstance.

L'eau minérale est bue le matin à jeun. Elle
est, de cette façon, beaucoup mieux tolérée par
les estomacs délicats. Prise le soir, entre les
repas, elle occasionne souvent, même à petites
doses, des troubles gastro-intestinaux qui peuvent être un obstacle au traitement. La dose la
plus élevée est ordinairement de quatre verres
qui sont intercalés entre les autres pratiques
thermales, et se trouvent ainsi espacés de 30 à
45 minutes à peu près. Le traitement se commence généralement par des doses plus faibles ;
on n'arrive guère au maximum qu'après trois ou
quatre jours. En règle générale l'eau doit être
bue pure ; ce n'est qu'exceptionnellement et si
elle est digérée avec difficulté qu'il est permis

de la couper avec une petite quantité de lait, de sirop de gomme, de tolu, d'écorces d'oranges, ou de digitale suivant les indications. On rencontre quelquefois des malades qui, par suite d'une véritable idiosyncrasie ne peuvent tolérer la plus petite quantité d'eau minérale ; ces cas sont fort rares, mais chaque médecin de la station pourrait en citer quelques exemples. En présence de cette intolérance il ne faut pas insister ; on doit alors se borner à un traitement externe. La source prescrite à presque tous les malades est celle de la Magdeleine ou source Bertrand. La source Ramond, un peu plus ferrugineuse, est conseillée quand on veut combattre des accidents franchement accusés d'anémie ou de chlorose ; celle de César, plus riche en lithine, peut être ordonnée de préférence dans les cas de diathèse urique fortement accentuée.

Les bains d'eau minérale sont administrés de deux sortes : chauds et courts, à la température native de la source ; ou tempérés et gradués selon l'appréciation du médecin.

Les bains chauds se prennent au Pavillon, dans les griffons mêmes de la source Saint-Jean, presque toujours sous forme de demi-bains. Suivant le numéro de la cuve ils sont, comme je te l'ai déjà dit, de 41° à 44° centigrades. Leur durée

varie de 5 à 15 minutes. On peut y adjoindre les
effets d'une douche de trois mètres de pression,
dirigée sur les épaules, les bras et le rachis. Ces
bains pris dans la source au moment de son
émergence du sol, quand l'eau est encore en
pleine activité chimique et chargée d'électricité,
constituent un des procédés les plus actifs de la
médication montdorienne, en même temps qu'ils
sont une pratique balnéatoire tout à fait spéciale
au Mont-Dore. Encore très employés aujour-
d'hui, ils le sont moins cependant que du temps
de Michel Bertrand qui y plongeait tous ses malades et disait, avec cette autorité incontestée qui
s'attache à toutes ses assertions : « Les cas où
» les bains tempérés conviennent ne sont point
» rares. Leur utilité est réelle, et leur action in-
» contestable.... Mais je ne doute point que les
» eaux du Mont-Dore ne tombassent en désué-
» tude, si jamais ces bains étaient mis en pre-
» mière ligne des secours que l'on y trouve, si
» l'usage venait à les faire prévaloir sur les
» grands bains. Avec les bains tempérés tout
» irait doucement et sans encombre ; mais ce
» qui irait très doucement aussi, ce sont les gué-
» risons. Les grands bains et la fontaine de la
» Magdeleine ont fait la réputation des eaux du
» Mont-Dore. Ils constituent la médecine to-

» pique et spéciale du lieu. » Depuis cette époque la constitution médicale a changé ; et si Michel Bertrand vivait encore il se verrait bien obligé de faire comme nous, d'user moins souvent des bains du Pavillon, tant nos sujets, comme le fait observer Boudant, sont généralement débiles, énervés et peu disposés aux réactions physiologiques franches et promptes. N'est-ce pas la même cause qui a fait de nos jours tomber dans un si profond discrédit les pratiques antiphlogistiques de Broussais et de son école, qui de leur temps n'étaient évidemment pas basées que sur des vues théoriques ? L'action des bains du Pavillon n'est pas toujours constante ; on a remarqué de tous temps que moins énergique les jours froids et humides elle était beaucoup augmentée par les temps chauds et orageux.

Les bains tempérés, de 33° à 38°, selon les besoins, sont administrés dans la grande salle, dans la galerie César-Caroline, et dans les galeries du Nord et du Midi. D'une durée de 15 à 45 minutes ils sont pris sous forme de demi-bains ou de bains entiers, et accompagnés ou non de douches en jet ou en pluie, d'une force de 7 mètres pour la grande salle et de 10 mètres pour les galeries du Nord et du Midi. Bien entendu, les douches peuvent être données sans que le malade prenne de bains. L'eau de ces bains vient directement des sources César et de la Magdeleine refroidie dans les réservoirs ou tempérée par la source Sainte-Marguerite.

Quant aux bains de piscines employés au rez-de-chaussée de l'établissement et qui ne sont usités que pour les malades nécessiteux et les indigents de l'hôpital, ce sont des bains chauds de 38° à 40°, dont les effets, quoique moins accentués, se rapprochent de ceux du Pavillon. Chacune des grandes piscines, alimentée par la source César, contient 6,454 litres d'eau et peut recevoir à la fois de 20 à 25 personnes. Les autres piscines, plus petites, reçoivent l'eau chaude des sources Ramond et Rigny.

Les bains de pieds sont pris par les hommes dans les cuves du pavillon, et par les femmes dans de petites piscines récemment construites dans l'annexe de la galerie du Midi. D'une température de 40° à 44°, leur durée est ordinairement de 5 à 10 minutes. Ils se prennent le soir de 2 à 5 heures.

Les douches ascendantes, placées au fond de la galerie du Nord, ne sont guère employées que dans certains cas de constipation opiniâtre, ou dans certaines formes de diarrhée chronique.

Quant aux douches vaginales, très en usage

au contraire, elles sont administrées dans le
bain à l'aide d'un tube en caoutchouc qui s'adapte
à l'ajutage de la douche, et qui se termine par
une canule olivaire percée de trous.

Les douches ou irrigations naso-pharyngiennes, selon la méthode de Weber, de Leipsig,
importées au Mont-Dore par notre confrère
Alvin, se composent simplement de tubes en
caoutchouc adaptés à un conduit qui y amène
l'eau minérale et terminé par une canule assez
volumineuse pour oblitérer complètement la
narine. Les malades, qui y font des séances de
10 à 20 minutes, dirigent eux-mêmes d'une
main la direction du jet qui revient par la narine
opposée, pendant que l'autre main, à portée d'un
robinet qu'on ouvre plus ou moins, peut donner
à la douche la force désirée.

Comme je te le disais tout à l'heure le second
bâtiment de l'établissement thermal du Mont-
Dore est exclusivement réservé à l'administration de l'eau minérale pulvérisée et vaporisée.

Les bains et douches de vapeur, employés
surtout dans le traitement des affections rhumatismales, sont toujours de courte durée, 8 à
12 minutes en général, rarement de 15 minutes. D'un maniement difficile et formellement contre-indiqués quand il existe quelque

lésion cardiaque ou quelque prédisposition aux congestions cérébrales, ces pratiques thermales n'en sont pas moins d'un fréquent et précieux usage dans tous les cas où domine l'élément douleur.

Depuis que Sales-Giron a introduit la pulvérisation dans la thérapeutique, cette application nouvelle des eaux minérales a pris au Mont-Dore une extension considérable. Nos salles de pulvérisation, munies de nombreux appareils, et dans lesquelles on fait en même temps de l'inhalation, sont fréquentées avec grand avantage par tous les malades porteurs d'affections chroniques de la gorge et du larynx. Nous les y maintenons de 20 à 45 minutes, en leur recommandant d'y faire de 10 à 30 minutes de pulvérisation, en une ou plusieurs séances, en se servant de la palette ou du tamis, selon les circonstances.

Quant aux *inhalations*, c'est aujourd'hui une des formes les plus précieuses et les plus employées de la matière médicale du Mont-Dore. Presque tous nos malades, tous ceux du moins qui ont quelque affection des voies respiratoires (et c'est le plus grand nombre), y passent tous les matins de 20 à 50 minutes. Chaque salle *d'aspiration* est pourvue de deux *vaporariums*,

communiquant avec les générateurs de la chau-
dière et distribuant les vapeurs d'une manière
uniforme. Les malades, dans un costume spécial, se promènent dans cette buée épaisse, dans
ce brouillard chaud et humide ; ils peuvent s'y
asseoir ; mais ils ne doivent jamais séjourner
trop près des bouches de vapeurs qui offrent
une température beaucoup trop élevée pour la
susceptibilité de leurs bronches et de leurs poumons, et pourraient par ce fait même les prédisposer aux hémoptysies.

Comme tu le vois, mon cher ami, la cure du
Mont-Dore est très compliquée ; elle se compose d'exercices variés qui présentent dans la
pratique des nuances encore plus nombreuses
et qui sont souvent d'une application fort déli-
cate, étant données la diversité des symptômes
présentés par chaque malade et les façons multiples d'après lesquelles, chacun selon son tempérament réagit sous les atteintes d'une affection identique.

A l'exception des bains de pieds, qui se prennent généralement dans la soirée, toutes les
autres pratiques thermales sont exécutées le
matin. L'établissement est ouvert à cet effet de
4 à 10 heures du matin. Cette ancienne coutume,
basée sur cette observation constante que le

traitement de la matinée est toujours mieux supporté et plus fructueux, a de plus pour les malades cet incontestable avantage, c'est qu'elle leur permet de sacrifier ainsi à la promenade ou à toute autre distraction le temps qui sépare le déjeuner du dîner, et qu'ils ne passent pas, comme dans certaines villes d'eaux, toute leur journée à s'habiller et à se déshabiller, pour aller du bain à la douche, de la douche à la pulvérisation et de celle-ci au bain de pieds.

En sortant de la salle d'inhalation, qui est ordinairement la dernière étape de cette matinée plus ou moins bien remplie, car tu penses bien que peu de patients sont soumis au supplice complet des instruments variés dont nous disposons à leur égard, les malades, non pas *emmaillotés* , comme le dit ironiquement M. Candellé, de Cauterets, mais soigneusement enveloppés dans leur manteau, sont transportés dans des chaises à porteurs jusqu'au seuil de leur hôtel ; ils y trouvent un lit bien chauffé, où, en attendant la cloche du déjeuner, ils goûtent une heure ou deux d'un repos réparateur, qui favorise d'une façon sans égale la réaction des différents exercices auxquels ils viennent de se livrer. Tous éprouvent un tel bien-être de cette sage précaution que nous nous gardons bien de réa-

gir contre cette vieille habitude, qui joue peut-
être un certain rôle dans les effets thérapeutiques obtenus.

La durée du traitement est de 15 à 25 jours.
On ne doit du reste congédier les malades que
lorsque les effets de la saturation se manifestent. Je te dirai plus tard quels sont les
signes de cet état de saturation de l'économie.
Avec l'usage des bains du Pavillon, la durée du
traitement est singulièrement diminuée. Dans
ce cas-là, 15 à 18 jours suffisent ordinairement.
Mais, quand le malade n'est soumis qu'à l'emploi des bains tempérés, il peut, sans fatigue
comme sans inconvénient, continuer la cure 5,
7 et même 10 jours de plus. Il est bien évident
en effet que tous les malades ne supportent pas
de la même façon les effets d'un traitement
thermal ; les exemples de tolérance plus ou
moins accentuée que nous constatons tous les
jours à l'égard des agents de la matière médicale ordinaire se retrouvent tout aussi bien dans
les applications de la thérapeutique hydrominérale. C'est dire que ce chiffre fatidique de
21 jours, vieux souvenir sans doute des doc-
trines d'Hippocrate, nombre cabalistique tellement admis par le public que beaucoup refusent
de le dépasser, n'est qu'un de ces nombreux

préjugés populaires, d'autant plus enracinés qu'ils sont moins raisonnés, plus incompréhensibles.

Le *régime* suivi par les malades n'est pas soumis à des règles bien sévères. La nature des affections qu'on traite au Mont-Dore, et la composition chimique de l'eau minérale permettent en effet d'accorder ici, à cet égard, une assez grande latitude aux maîtres d'hôtels pour le service de leurs tables. Je ne partage point à ce sujet les idées de quelques médecins de la station qui voudraient réglementer le menu des tables d'hôte, et frapper d'un ostracisme absolu certains aliments et presque tous les condiments. J'avoue que je ne m'explique guère au Mont-Dore cette excessive sévérité, et je ne vois pas bien, quelque action thérapeutique qu'on attribue à notre eau minérale, pourquoi on imposerait à tous les malades des règles diététiques uniformes souvent contraires à leurs goûts, et quelquefois incompatibles avec leurs fonctions digestives. Ne savons-nous pas qu'en fait de régime le meilleur pour le malade sera toujours celui que lui dictera son estomac? Sachons, dans son choix, diriger cet organe capricieux, mais ne lui imposons jamais de force nos volontés presque toujours basées sur des conceptions théoriques; nous risquerions de nous exposer à de graves et nombreux mécomptes. Je crois donc plus sage de ne pas contrarier inutilement et sans motifs sérieux les goûts du malade, et je n'ai jamais remarqué qu'une latitude un peu grande dans le régime soit le moins du monde préjudiciable aux heureux effets du traitement.

LETTRE SIXIÈME

Le Mont-Dore, 29 juillet 1884.

Maintenant que te voilà à peu près édifié sur l'installation balnéaire de notre station et sur les divers agents que nous y mettons en œuvre, je vais essayer de te décrire les effets physiologiques et thérapeutiques que nous y obtenons.

On croyait autrefois, avec Durand-Fardel qui considérait la médication montdorienne comme *perturbatrice* et *révulsive*, que la haute température des sources du Mont-Dore était à peu près l'unique agent de leur action thérapeutique. En 1879, M. Candellé, de Cauterets, écrivait même encore que le Mont-Dore *empruntait ses meilleurs moyens aux procédés de révulsion et de dérivation*, rattachant ainsi toute leur vertu au simple fait de leur thermalité. Ceux qui ne connaissent pas le Mont-Dore s'imaginent encore que tel est en effet le mode d'action de ses eaux. Comment expliquer la persistance de cette erreur ? La faible minéralisation de l'eau du Mont-Dore et l'usage presque général que Michel Bertrand faisait des bains à haute température en sont, je le suppose, les causes les plus probables. Et cependant ce dernier, tout en attachant une importance considérable à la révulsion énergique, et à la sudation profonde produite par les bains du Pavillon, n'en était pas moins un ardent partisan de la médication interne dont il décrit longuement les effets sur les diverses fonctions organiques.

L'eau du Mont-Dore, malgré les petites doses d'agents actifs qu'elle renferme, est bien en effet un médicament dans toute la force du terme, et un médicament très énergique. Je n'en veux pour preuve que l'opinion de tous les médecins qui ont exercé au Mont-Dore et écrit sur la station ; que les succès obtenus jadis en médecine vétérinaire, alors que l'eau en boisson était ici seule mise en œuvre ; que les heureux effets que nous obtenons encore chez nos malades, alors même que nous ne les soumettons qu'à un traitement interne, ou que,

loin de la source, nous nous bornons à leur
faire absorber les eaux transportées, prises à
domicile. Il faudrait être aveugle ou de mau-
vaise foi pour attribuer à la thermalité les guérisons que nous obtenons souvent sans que
nous ayons fait usage de cette propriété phy-
sique de nos eaux. Pour moi, j'attache au
contraire la plus grande importance à l'eau
absorbée par les voies digestives ; et je dirais
volontiers, en faisant quelques changements à
l'aphorisme de Michel Bertrand : *L'eau en boisson et les salles d'inhalation maintiendront
toujours au premier rang la réputation du
Mont-Dore.* Je ne nie pas que la thermalité,
appliquée avec discernement, ne soit quelquefois un puissant adjuvant de la cure montdorienne. C'est assurément une ressource précieuse quand on a besoin d'une révulsion
prompte et énergique pour dégager un organe
congestionné : mais je ne mets qu'au second
plan la dérivation ainsi obtenue sur la peau,
pour réserver la première place aux effets
pharmaco-dynamiques de l'eau absorbée par
les voies digestives et par les muqueuses respiratoires.

Aussitôt leur ingestion, les eaux prises en
boisson occasionnent dans la région épigas-

trique une légère sensation de chaleur qui s'étend bientôt à toutes les parties du corps. Quelques nausées accompagnent quelquefois les premiers jours de leur usage ; mais au bout de quelque temps elles sont beaucoup mieux tolérées, et on les voit bientôt augmenter l'appétit, enrichir la crase du sang, et relever d'une façon remarquable les forces des malades. Sans effet notable sur la circulation, elles produisent généralement une constipation quelquefois assez opiniâtre pour nécessiter l'emploi des laxatifs. Leur action sur les urines se manifeste, en même temps qu'une diminution fréquente dans la quantité de ce liquide physiologique, par *une élimination abondante des sels uriques*, qui se produit ordinairement vers le cinquième jour de traitement, et dure environ six ou sept jours. Chez tous les arthritiques, ce phénomène d'élimination est constant. Plus tard, du dix-huitième au vingt-cinquième jour, il survient un véritable dégoût pour l'eau à absorber. La boisson ne coule plus ; des symptômes d'embarras gastrique, souvent même de la diarrhée, se manifestent ; l'appétit disparaît ; le malade est fatigué ; la saturation est arrivée ; il est temps d'arrêter le traitement. Pendant ce temps, si le malade est atteint de quelque

affection des voies respiratoires, on voit l'expectoration devenir plus facile et plus abondante
pendant les premiers jours de traitement, pour
diminuer et même complètement disparaître
dès la fin de la cure.

Les bains, que les malades prennent ici depuis
33° jusqu'à 44° centigrades, peuvent donner lieu
par suite à des effets bien différents. Sédatifs
au-dessous de 37°, température normale du
corps humain, ils deviennent stimulants et
excitants dès qu'ils dépassent cette température, et c'est alors qu'on peut les employer
comme agents révulsifs ou dérivatifs. C'est
aussi dans ce dernier cas que l'absorption par
la peau des substances minérales s'opère le
plus facilement ; car, si pour les bains tempérés
cette question est encore controversée, elle
semble aujourd'hui tranchée en faveur de l'affirmative par de nombreuses expériences,
quand il s'agit de bains au-dessus de 37° ou 38°.
Je ne crois pas, je l'avoue, que les bains tempérés, en dehors de l'absorption de l'acide carbonique contenu dans l'eau, fait qui est depuis
longtemps hors de doute, puissent être consi-
dérés autrement que comme des moyens de
sédation propres à tous les bains de cette température ; mais ils n'en trouvent pas moins tous

les jours chez nos malades les applications les plus avantageuses.

Bien différente est l'action des demi-bains de de 42° à 44° qui se prennent dans les cuves du Pavillon. Ici plusieurs éléments entrent en jeu: les vapeurs natives et l'acide carbonique que respire le malade, l'électricité dynamique contenue dans l'eau, sa température élevée et l'absorption cutanée qui en est la conséquence. — Ces bains, d'une extrême énergie, mais aussi, dans certains cas, d'un puissant secours, demandent à être surveillés de très près et nécessitent souvent auprès du malade la présence du médecin.

» La personne qui entre pour la première fois » dans le grand bain, dit Michel Bertrand, » éprouve une chaleur mordicante sur toute la » surface du corps, une sorte de spasme, d'an- » xiété, de difficulté de respirer et de perturba- » tion générale qui, pendant les premiers mo- » ments, l'empêchent d'y rester. Elle s'enfonce, » elle ressort; et enfin, après ces mouvements » continués pendant quelques secondes, elle » supporte le nouveau milieu dans lequel elle » se trouve plongée. » La figure se colore, les parties supérieures du corps se couvrent d'une sueur abondante, le pouls large se précipite et atteint quelquefois jusqu'à 130 pulsations; après une dizaine de minutes la respiration devient haletante; c'est dès lors le moment de sortir de ce milieu où il serait imprudent de séjourner plus de 12 à 15 minutes. Une sueur générale succède à ces phénomènes de fièvre artificielle, et, le reste du jour, une moiteur agréable remplace cette sécrétion abondante, en même temps qu'on se sent plus fort et plus dispos. Il n'est pas rare, par exemple, qu'après le deuxième ou troisième bain, des douleurs rhumatismales endormies depuis longtemps se réveillent pour quelques jours avec une vive intensité; mais cette exaspération « *dolor amarissimum naturæ remedium* », loin d'être d'un fâcheux augure, est presque toujours au contraire la manifestation d'une crise salutaire et le prélude d'une amélioration durable. — Il est facile de concevoir quels effets peut produire une telle perturbation chez les malades que leur tempérament permet de soumettre à ce genre de médication. Laissant de côté, les actions encore obscures de l'élément électrique et des phénomènes d'absorption cutanée, n'est-ce pas là en effet, par le fait seul de cet appel à la périphérie, de cette hypersécrétion des glandes de la peau, provoquée non pas seulement par la température de l'eau mais aussi par ce je ne sais quoi propre à sa minéralisation ou à son état dynamique, n'est-ce pas une méthode bien puissante pour remédier aux accidents congestifs des organes susdiaphragmatiques et de la muqueuse bronchopulmonaire en particulier? Malheureusement, comme j'ai déjà eu l'occasion de te le dire, les sujets susceptibles d'être soumis à un traitement aussi énergique deviennent de plus en plus rares et nous sommes souvent obligés de nous passer de ce précieux moyen de dérivation.

Mise en contact avec les muqueuses, au moyen des gargarismes, des pulvérisations et des douches internes de toutes espèces, l'eau du Mont-Dore possède une action irritante qui se traduit par l'hypérémie des surfaces soumises à ce contact. C'est ainsi que l'on voit survenir après quelques jours de gargarisme ou de pulvérisation une véritable *angine thermale* qui peut être accompagnée de réaction fébrile, mais qui disparaît promptement et spontanément, sans que l'on ait besoin d'interrompre le traitement; car ces phénomènes d'irritation sont de courte durée et font bientôt place à une action décongestionnante qui se manifeste par une diminution des sécrétions morbides et par une amélioration sensible dans l'inflammation chronique des muqueuses.

Je ne te parlerai point des effets produits par

les pédiluves et par les douches liquides et les douches de vapeur. Leur action n'a ici rien de bien spécial; tu connais les applications générales de ces précieuses pratiques balnéaires qui trouvent si souvent leurs indications dans les affections les plus variées.

J'ai hâte de t'entretenir d'une forme spéciale de la médication du Mont-Dore, pour ainsi dire propre à cette station : je veux parler de l'inhalation des vapeurs hydro-minérales provenant de l'eau chauffée sous une pression de deux atmosphères. — Mais avant de te décrire les effets de l'inhalation, laisse-moi répondre à une objection que nous font souvent des personnes peu versées sur les lois de la chimie hydrominérale. « Etes-vous bien sûrs, nous dit-on, de faire respirer à vos malades autre chose que de la vapeur d'eau? Les vapeurs de vos salles d'aspiration renferment-elles bien les principes contenus en dissolution dans l'eau minérale? » Cette question est résolue depuis longtemps. Dès 1844, MM. Bertrand fils et Aubergier, par des expériences convaincantes, la tranchaient d'une façon affirmative, et, en 1854, Thénard communiquait à l'Académie des Sciences, le résultat de ses essais chimiques, qui lui avaient fait retrouver dans les vapeurs forcées de nos

salles, l'acide carbonique, les matières salines
contenues dans l'eau, et des traces très sensibles
d'arsenic. Enfin, en 1861, M. Lefort démontrait
que la plus *grande partie du sel arsenical* de
l'eau de la source de la Magdeleine était entraînée
dans les vapeurs qui se répandent dans nos salles
d'inhalation ; et les expériences comparatives
auxquelles il se livrait pour résoudre ce problème
lui faisait connaître que *moins une eau est char-*
gée de principes minéraux, plus certains sels,
et particulièrement les arsénites et les arsé-
niates de soude, sont facilement volatilisés par
la chaleur. « *Les sources du Mont-Dore, ajou-*
» *tait M. Lefort, par leur nature et leur faible*
» *minéralisation, sont dans des conditions plus*
» *favorables qu'un grand nombre de sources*
» *minérales pour abandonner à la vapeur*
» *aqueuse la plus grande partie de l'arsenic*
» *qu'elles renferment.* » Du reste, les vapeurs
naturelles du Mont-Dore refroidies contiennent
elles-mêmes de l'arsenic et des traces des autres
sels ; l'acide carbonique, en se dégageant, les
entraîne avec lui, et, il est très probable que
c'est à la présence de ce gaz que nous devons la
volatilisation des substances minérales que
nous retrouvons dans les vapeurs. Quoi qu'il en
soit, les vapeurs que respirent nos malades son

donc, le fait en est certain, des *vapeurs miné-*
rales; ils se trouvent donc réellement, dans nos
salles, dans une atmosphère médicamenteuse.

La première sensation qu'on éprouve en péné-
trant dans la salle d'aspiration est un sentiment
d'oppression, une gêne respiratoire, qui se
dissipe bientôt pour faire place à une douce
chaleur répandue dans tous les organes, à une
sensation de calme, de bien-être général et local.
La toux devient plus facile, plus grasse; au bout
de quelques séances, l'expectoration, d'abord
plus abondante, se tarit quelquefois complètement. La respiration devient plus large et plus
facile; la dyspnée asthmatique y disparaît en
quelques minutes. Si le séjour y est trop pro-
longé, une sueur abondante en est la conséquence
et de la céphalalgie peut survenir; c'est pour
parer à cet inconvénient que presque tous les
malades qui fréquentent les salles d'inhalation
prennent tous les soirs un bain de pieds de
quelques minutes. C'est donc par une action
antispasmodique, par de puissants effets de
sédation que les vapeurs de l'eau du Mont-Dore
modifient, en les décongestionnant, les organes
qui sont le plus directement en contact avec
elles. Quels sont les agents de ces phénomènes?
Il est difficile de le dire au juste; puisque, même

employés isolément, plusieurs d'entre eux (la vapeur d'eau, l'acide carbonique et l'arsenic) ont chez les asthmatiques une action calmante manifeste.

En résumé, les effets des différents moyens hydriatriques employés au Mont-Dore, quoique dissemblables en apparence, n'en produisent pas moins dans leur ensemble des résultats identiques : la sédation générale, la décongestion des organes pulmonaires, et le remontement de toute l'économie. Irritante par contact, l'eau prise en boisson, une fois absorbée, excite la transpiration et diminue les sécrétions bronchiques, en même temps qu'elle expulse l'acide urique en excès, et fait disparaître l'anémie par ses propriétés hémopoïétiques. Les vapeurs, par leur action directe sur les muqueuses des voies aériennes, et par leur rapide et active absorption par la surface respiratoire, concourent au même but par leur merveilleux pouvoir sédatif. Enfin, les pratiques externes de la balnéothérapie viennent ajouter encore, quand les circonstances l'exigent et le permettent, leurs puissants effets révulsifs à l'action pharmaco-dynamique de l'eau médicamenteuse.

La médication du Mont-Dore, dans ses effets secondaires, définitifs et durables, est donc une médication *sédative, décongestionnante, reconstituante*, agissant surtout sur les voies respiratoires.

Je voudrais pouvoir, mon cher ami, donner à ce sujet les développements qu'il réclame. Mais entrer dans plus de détails sur les effets des eaux du Mont-Dore serait assurément dépasser le but que je me propose. Tâche de suppléer aux lacunes de cet exposé succinct, et sois assez bon pour ne pas m'en vouloir, si, malgré tous mes efforts, je ne suis pas arrivé à t'expliquer clairement ma pensée.

LETTRE SEPTIÈME

Le Mont-Dore, 12 aout 1884.

En te parlant des effets généraux des eaux minérales, je te disais, il y a quelque temps, que pour ne commettre aucune erreur dans leur application, il fallait d'abord rechercher chez le malade la diathèse qui sert de base à la maladie chronique locale, et conseiller alors, ce diagnostic une fois établi, l'eau qui par ses propriétés et par sa spécialisation semble le plus indiquée pour attaquer l'affection organique tout en modifiant l'état général diathésique.

Tu sais, d'un autre côté, que les eaux du Mont-Dore sont avant tout décongestionnantes et que leur action élective s'exerce surtout sur les voies respiratoires.

Leurs indications découlent donc tout naturellement de l'énoncé même de ces deux propositions. *Elles seront ordonnées dans toutes les affections chroniques des organes de la respiration, toutes les fois qu'un état congestif dominant la scène pathologique il y aura éréthisme général ou local, ou, pour mieux dire, toutes les fois que les affections seront greffées sur l'arthritisme qui est la diathèse congestive par excellence.*

Je ne chercherai point à te décrire cet état constitutionnel indéfinissable qui domine toute la pathogénie des maladies chroniques, ce protée morbide qui peut produire des troubles fonctionnels dans tous les organes et dans tous les tissus, qu'on retrouve même, comme le fait observer M. Guéneau de Mussy « derrière » un très grand nombre de névroses, derrière un » très grand nombre d'anomalies fonctionnelles » bizarres, empreintes d'un cachet nerveux », et qu'on appelle la *diathèse arthritique*. Inutile d'insister sur ce sujet; tu en sais, à cet égard, autant que moi. Je me bornerai à te rappeler, comme je te le disais à l'instant en affirmant que l'arthritisme est synonyme de diathèse congestive, que l'élément morbide qui domine dans toutes ses manifestations est bien réellement la disposition aux congestions sanguines. « Cette con-

» gestion, dit M. Danjoy, peut siéger partout et
» se traduire tantôt par de la douleur, tantôt
» par des troubles fonctionnels. Exemples : dys-
» pepsie et gastralgie pour l'estomac; constipa-.
» tion et douleurs pour l'abdomen ; anxiété pré-
» cordiale, palpitations, dyspnée pour le cœur;
» toux, oppression, accès de dyspnée, asthme
» pour le poumon ; migraine, céphalalgie, lour-
» deur de tête pour le crâne ; ajoutons à cela les
» principaux phénomènes de la dyscrasie vei-
» neuse indiquée par les Allemands, à côté de
» laquelle nous placerons la disposition aux
» varices et aux hémorrhoïdes, enfin les phleg-
» masies des tissus séro-fibreux, et les acci-
» dents goutteux proprement dits. » Presque
toujours dans toutes ces affections le mode ins-
trumental de l'arthritisme — cette goutte sans
goutte, comme le dit Durand-Fardel — est de
nature congestive; qu'on explique comme on
voudra cette tendance aux fluxions sanguines
chez les arthritiques, ces épistaxis répétées chez
les jeunes sujets, ces ménorrhagies chez les
femmes arrivées à l'âge de la ménopause, ces
flux hémorrhoïdaires et ces hémorrhagies du
cerveau chez les vieillards, qu'on l'attribue à
une perversion de l'influx nerveux, ou à la présence d'un excès d'acide urique dans le sang, le

fait n'en est pas moins acquis et d'une observation quotidienne.

C'est cette manière d'être de l'arthritisme qui a fait, des eaux alcalines en général, le traitement par excellence des manifestations de cette diathèse ; et c'est, je le répète, parce qu'elles décongestionnent et parce qu'elles éliminent l'acide urique, qu'emmagasinent tous les arthritiques, même quand ils n'ont jamais souffert d'accidents articulaires, que les eaux du Mont-Dore réussissent si bien toutes les fois que l'arthritisme est en jeu.

Et ce n'est pas seulement dans les affections arthritiques des voies respiratoires que la médication montdorienne trouve son indication ; comme je te le dirai tout-à-l'heure, en t'énumérant les diverses affections qui sont redevables de nos eaux, elle s'applique tout aussi bien à l'arthritisme en général, quel que soit l'organe frappé par la diathèse. Il est juste de dire cependant que les guérisons les plus merveilleuses et les plus durables qu'elle puisse amener sont surtout du domaine de la pathologie des voies aériennes. Dans ces cas-là, toutes les fois que nos arthritiques ne sont pas dans un état d'incurabilité absolue, nous pouvons leur promettre à l'avance la guérison, après une ou plusieurs saisons, ou tout au moins une amélioration considérable.

Il y aurait bien des choses intéressantes à dire sur ce sujet que je ne peux qu'effleurer ici. Cette question des diathèses, qui s'impose à tous les vrais médecins, présente un intérêt d'autant plus grand qu'elle est aujourd'hui tout à fait à l'ordre du jour, depuis que l'école de Paris, sous l'inspiration de Bazin, de Pidoux, de Guéneau de Mussy et de Verneuil, a eu l'honneur, heureusement pour les saines traditions médicales, de la tirer de l'injuste oubli où elle dormait depuis trop longtemps.

J'espère néanmoins, mon cher ami, que les quelques opinions que je viens de t'émettre sur les propriétés médicinales des eaux du Mont-Dore, dans leurs applications au traitement de l'arthritisme, seront suffisantes pour que tu puisses te rendre compte de leurs effets et en bien saisir les indications.

Il ne me reste plus maintenant qu'à t'énumérer, pour ainsi dire, les diverses maladies organiques que tu devras envoyer au Mont-Dore. Cet examen sera rapide et n'exigera de ma part que peu de détails, puisque tu sais aujourd'hui que ce sont avant tout les arthritiques, les affections à forme éréthique, qui retireront les meil-

leurs effets de nos eaux, quand, au contraire,
les sujets lymphatiques, scrofuleux, les malades
franchement herpétiques (si tant est que cette
dernière catégorie soit d'un classement bien
facile et bien conforme à la réalité pathologique)
devront être, pour les mêmes affections, di-
rigés sur les eaux sulfureuses, qui, avec leurs
propriétés excitantes et révulsives, représen-
tent la médication opposée à celle du Mont-
Dore, et sont par cela même formellement indiquées dans les formes torpides des troubles
fonctionnels engendrées par l'herpétisme et par
la scrofule.

Puisque les eaux du Mont-Dore s'attaquent
surtout à l'arthritisme, c'est des manifestations
arthritiques proprement dites, de la *goutte* et
du *rhumatisme*, dont je vais d'abord t'entretenir.
Ces deux états constitutionnels sont-ils des
entités morbides distinctes? Je n'ose me prononcer. Dans tous les cas ils ont bien des points
communs et se confondent bien souvent; leurs
manifestations extra-articulaires, viscérales,
sont les mêmes, et l'hérédité nous montre tous
les jours dans la même famille ces deux
branches issues de la même souche; un symp-
tôme constant les accompagne toujours l'un et

l'autre ; c'est l'excès d'acide urique dans le sang, surcharge morbide qui semble être du reste la cause initiale des accidents variés de l'arthritisme. Quoi qu'il en soit de cette question de doctrine toujours discutée et toujours à l'étude, la réputation du Mont-Dore, comme médication antirhumatismale, n'est plus à faire. De tous temps les auteurs qui se sont occupés de cette station ont vanté ses heureux effets contre la goutte et le rhumatisme.

Michel Bertrand, qu'il faut toujours citer toutes les fois qu'on parle du Mont-Dore, rapporte de nombreux cas de guérisons de rhumatismes chroniques obtenues par l'usage de ces eaux ; et, dans le *Dictionnaire général des Eaux Minérales*, Messieurs Durand-Fardel et Le Bret disent que « la spécialisation véri-
» table et primitive des eaux du Mont-Dore est
» le traitement du rhumatisme, non seulement
» dans ses manifestations régulières, mais aussi
» contre le rhumatisme larvé, déplacé, en un
» mot contre toutes les manifestations irré-
» gulières de cette affection ».

C'est surtout dans les cas de *rhumatismes musculaires* chroniques, dans les *névralgies rhumatismales* et dans le rhumatisme *noueux* ou *goutteux* que nous obtenons les plus beaux

résultats. « Peu de malades, dit Bertrand,
» trouvent au Mont-Dore un soulagement plus
» rapide que ceux qui sont atteints de rhuma-
» tisme goutteux, pourvu que l'affection ne soit
» pas trop ancienne. Les béquilles déposées au
» Mont-Dore, à la suite de pareilles guérisons,
» seraient nombreuses s'il y avait un local où
» elles pussent être suspendues. » En un mot,
toutes les fois que les lésions rhumatismales ne
seront pas trop anciennes, lorsque les carti-
lages et les tissus fibreux ne seront pas irré-
médiablement altérés, on pourra compter,
grâce à la mise en œuvre de l'eau en boisson
qui expulsera l'acide urique, des bains hyper-
thermaux et des douches liquides ou de vapeur,
qui modifieront les fonctions cutanées, sur des
améliorations rapides, souvent même sur des
guérisons durables. Ces propriétés antirhuma-
tismales des eaux du Mont-Dore ne sont pas
assez connues; il est regrettable qu'elles aient
été négligées depuis Michel Bertrand et que
nous n'ayons pas plus fréquemment occasion
de les appliquer.

L'inflammation chronique de la muqueuse
nasale, le *coryza* de nature arthritique, simple
ou compliqué de pharyngite, guérit merveil-
leusement au Mont-Dore, depuis surtout qu'on

l'y traite par les douches nasales de Weber.

Il en est de même des *pharyngites simples* ou *granuleuses* et des *angines chroniques*, affections qui viennent si souvent compliquer la diathèse arthritique et qui quelquefois même sont les seules manifestations de cet état constitutionnel, les avant-coureurs de localisations diathésiques plus sévères.

La *laryngite chronique*, primitive ou, ce qui est le cas le plus fréquent, consécutive à la pharyngite, est une des affections qui se traite le plus souvent au Mont-Dore. Les avocats, les chanteurs, les prédicateurs, toutes les personnes qui font un usage immodéré de la parole, viennent en grand nombre chaque année demander à nos eaux la guérison de leurs cordes vocales; et ils en obtiennent toujours les meilleurs résultats, toutes les fois surtout que cette affection est sous la dépendance d'un état arthritique général.

Toutes les formes de la *bronchite*, du catarrhe bronchique chronique, sont redevables de la médication montdorienne; mais c'est surtout dans ces bronchites à répétitions, si fréquentes chez les goutteux et les rhumatisants, que ses effets sont les plus salutaires. Bertrand, à qui rien n'échappait, n'avait point méconnu la relation qui existe entre les phlegmasies des bronches de cette nature et les propriétés thérapeutiques des eaux dont il savait si bien se servir; et les faits qu'il rapporte dans ce remarquable chapitre qu'il intitule : « *Traitement des* » *maladies chroniques de la poitrine, sur-* » *venues après la cessation de douleurs gout-* » *teuses ou rhumatismales* » sont des exemples frappants de la haute valeur du Mont-Dore dans la guérison de ces affections.

Il n'est pas jusqu'à *l'emphysème pulmo-naire* qui ne soit jusqu'à un certain point justiciable des eaux du Mont-Dore. Je ne veux certainement pas dire que ce traitement soit plus que tout autre capable de remédier aux lésions organiques de cette affection; mais, en agissant favorablement sur l'élément catarrhal qui est le propre de tous les emphysémateux, il diminue leur gêne respiratoire en supprimant les causes les plus actives du fonctionnement anormal de leurs poumons.

La *pleurésie*, cette phlegmasie qui a avec le rhumatisme de si intimes relations, est encore une des affections qui se traitent ici avec les succès les plus constants. Le traitement du Mont-Dore produit les meilleurs résultats sur l'inflammation chronique de la plèvre, et aide puissamment à la résorption des épanchements.

Quant à l'*asthme*, cette succession d'accès de goutte sur les voies respiratoires, c'est la maladie qui a le plus contribué à la réputation du Mont-Dore. Son traitement doit y varier suivant que nous avons affaire à l'asthme humide ou à l'asthme essentiel, nerveux; mais dans l'un et l'autre cas les résultats obtenus seront toujours très favorables; ce sera une diminution notable dans le nombre et l'intensité des crises, si l'affection est invétérée, et une guérison souvent radicale si les sujets sont jeunes et l'affection récente.

Les *hémoptysies* et *congestions pulmonaires arthritiques*, sans aucune lésion tuberculeuse, si bien décrites par M. Henri Huchard, dans la communication qu'il fit à Rouen, au mois d'août 1883, au congrès de l'Association française pour l'avancement des sciences, sont des troubles fonctionnels qu'il est impossible de traiter sans danger ailleurs qu'au Mont-Dore. Il le dit du reste lui-même : « *Si dans cette*
» *affection les eaux sulfureuses me paraissent*
» *absolument contre-indiquées, les eaux arséni-*
» *cales, comme celles du Mont-Dore, ont tou-*
» *jours produit d'excellents résultats par*
» *suite de leurs propriétés sédatives et décon-*

» *gestionnantes* ». Après un tel témoignage je n'ai pas besoin d'insister.

L'eau du Mont-Dore transportée réussit également très bien dans les périodes chroniques et subaiguës de la *coqueluche*. J'ai eu l'idée de l'employer chez de nombreux enfants, en dehors de ma pratique thermale, et j'ai toujours eu à me louer de son usage. C'est une médication que je ne saurais trop te recommander et que tu peux être appelé à mettre bien souvent en œuvre. Du reste, dans cette affection essentiellement spasmodique des bronches, quelle que soit la théorie invoquée pour sa pathogénie, l'eau du Mont-Dore n'est-elle pas par ses propriétés thérapeutiques d'une indication élémentaire ?

J'arrive enfin, pour en terminer avec les affections des voies respiratoires, à la plus grave de toutes et à la plus fréquente : la *tuberculisation pulmonaire*, maladie que nous voyons souvent au Mont-Dore ; la moitié peut-être de nos malades sont des tuberculeux. La phthisie arthritique existe-t-elle ? Hippocrate dit *oui* et Galien dit *non*. Tout ce que l'on peut affirmer, en laissant de côté cette discussion de mots que vient de trancher du reste la découverte du bacille tuberculeux (ainsi le veulent du moins les partisans à outrance des théories microbiennes), c'est que la tuberculisation pulmonaire est fréquente chez les arthritiques, qu'elle présente toujours chez eux la forme éréthique et que, par conséquent, le Mont-Dore est de toutes les médications minéro-thermales celle qui paraît le plus propre à la combattre.

« Lorsque, dit M. Jaccoud, la tuberculose » apparaît chez un individu qui, par lui-même ou » dans sa famille, présente des antécédents posi- » tifs de goutte ou de rhumatisme, on ne peut » mieux faire, pour un traitement thermal, que » de choisir le Mont-Dore. » Parodiant un mot célèbre : « Dans la tuberculose, s'écrie M. Peter, » la *congestion voilà l'ennemi.* » Chaque poussée congestive n'est-elle pas en effet un pas en avant vers la terminaison fatale ? Ne laisse-t-elle pas toujours après elle une aggravation dans le processus pathologique toujours envahissant du tubercule, ou, pour parler le langage plus correct des dernières données scientifiques, du bacille de la tuberculose ? Il devient facile alors de se rendre compte, dans une affection de ce genre, des effets d'une médication, qui, en remontant l'état général toujours plus ou moins délabré par la *misère physiologique*, agira sur le poumon comme la digitale agit sur le *cœur*, l'hyposthènisera, le décongestionnera, et, topiquement, par les inhalations de vapeurs minérales, fera l'office de calmants, d'émollients pour aider à la cicatrisation des cavernes pulmonaires. — Et qui nous dit, d'un autre côté, que l'arsenic, cet agent toxique pour tous les animaux et pour tous les végétaux, porté ainsi par la respiration jusque sur les plus fines ramifications de l'arbre bronchique, mis en contact avec les sécrétions pulmonaires et avec le bacille, n'est pas pour ce dernier un antiseptique de premier ordre, qui le détruit et arrête sa prolifération ? Je ne suis pas éloigné, je te l'avoue, d'accorder à nos inhalations arsénicales cette remarquable propriété antizymotique, qui a besoin d'être démontrée, sans doute, mais qui, dès aujourd'hui, peut hardiment être présagée. — Ne serait-ce pas de la même façon que pouraient s'expliquer les effets de tous nos prétendus spécifiques : le mercure et l'iode contre la syphilis, la quinine et l'arsenic contre la fièvre intermittente ? On a dit que la phthiise arthritique était de toutes la plus curable. A en juger par ce que nous observons au Mont-Dore, ce fait doit être exact ; car on n'en est plus à y compter les guérisons de tuberculeux. Mais, si la phthisie arthritique guérit plus souvent que les autres ne serait-ce pas, non pas parce qu'elle est arthritique, mais parce qu'elle se traite surtout au Mont-Dore ? De tout temps, en effet, le Mont-Dore a guéri des phthisiques : « *Phthisiscentibus medicabiles* », disait au vᵉ siècle Sidoine Appollinaire, en parlant de ces eaux ; et de Brieude écrivait : « *De tous temps* » *les phthisies pulmonaires ont fait la célé-* » *brité des eaux du Mont-Dore.* » Écoute, à cet égard, ce que m'écrivait l'an passé un de nos bons amis communs, le docteur Chibret de Clermond-Ferrant, à qui je demandais des nouvelles d'une malade qu'il avait confiée à mes soins l'année précédente, et dont les lésions pulmonaires avancées m'inspiraient de graves appréhensions :

« La malade que je t'ai envoyée l'année dernière » se dispose à retourner au Mont-Dore. Elle s'en » est très bien trouvée, et, malgré des alternatives, » son état est beaucoup plus satisfaisant. J'ai du » reste la plus grande confiance dans les vertus de » votre naïade. J'ai vu des malades dans le cas de » Mlle X***, et pires qu'elle, guérir bien et dû- » ment, et arriver à un âge qui ne leur permet » plus de douter de la guérison. Tant que l'on » n'est que tuberculeux on peut espérer guérir ; » ce n'est que lorsqu'on devient phthisique qu'il » est permis de désespérer, et encore pas tout à » fait. Dieu est grand, et .... le Mont-Dore est » son prophète ! » La voix désintéressée du docteur Chibret en dit plus que je ne saurais le faire, et me dispense d'insister davantage sur ce sujet. Je ne peux que souhaiter une chose, mon cher ami, dans l'intérêt de tes malades, c'est que tu arrives à partager sa conviction et son admiration profonde pour les effets de la cure montdorienne dans la tuberculose pulmonaire.

Sans vouloir empiéter sur le terrain de la Bourboule, notre excellente voisine, qui réussit si bien dans l'herpétisme, ou pour parler un langage plus compréhensible, dans toutes les affections de la peau, il faut pourtant reconnaître qu'il est certaines formes de la dartre qui ne résistent pas à la médication du Mont-Dore. Ce sont celles que l'on trouve le plus souvent chez les arthritiques, le *pityriasis*, le *psoriasis*, l'*acné*, l'*intertrigo*, le *prurigo*, l'*urticaire*, et l'*eczéma sec*. Qu'elles accompagnent quelque affection des muqueuses, ce qui arrive le plus fréquemment, ou qu'elles soient les seules manifestations diathésiques existantes, ces maladies cutanées seront toujours très favorablement influencées par l'eau du Mont-Dore toutes les fois qu'elles seront sous la dépendance de l'arthritisme.

Il est un autre genre d'affections, qui ne reconnaissent souvent pour cause qu'un état diathésique rhumatismal de l'organisme, sur lesquelles les eaux du Mont-Dore ont une action spéciale des plus heureuses ; je veux parler du *calarrhe utérin* et de la *leucorrhée*. « Les eaux » du Mont-Dore sont propres à guérir plusieurs » espèces de flueurs blanches, » disait de Brieude, en 1788 ; et, aujourd'hui encore, nous voyons ces états morbides, avec tout le cortège de symptômes alarmants qui les accompagnent, disparaître promptement souvent, après une seule cure, les fonctions menstruelles, se rétablir avec leur périodicité normale, sous l'influence de l'eau en boisson, des bains tempérés et des douches vaginales.

Les affections oculaires externes, la *blépharite*, la *conjonctivite* et la *kéralite chronique*, greffées sur un état constitutionnel arthritique, ont elles-mêmes été traitées très avantageusement au Mont-Dore au moyen de l'eau en boisson et des pulvérisations locales. Notre regretté confrère, le docteur Carré, a obtenu dans ces cas-là des résultats fort satisfaisants et qui sont de nature à encourager de nouvelles tentatives de ce genre.

Inutile de dire que par ses propriétés éminemment reconstituantes l'eau du Mont-Dore est souveraine contre la *chlorose* et l'*anémie*, quelle qu'en soit la cause. Une seule saison

suffit ordinairement pour amener alors une guérison complète.

Mais il est une dernière catégorie de malades,
peu nombreux jusqu'à présent au Mont-Dore,
qui y trouveraient cependant un soulagement
rapide et considérable; ce sont les *diabétiques.*
— Le hasard m'a fourni l'année dernière l'occasion de faire suivre le traitement hydro-miné-
ral à un négociant de Paris d'une soixantaine
d'années, venu au Mont-Dore pour accompa-
gner un autre malade, et qui, arrivé ici avec
37 grammes de sucre dans les urines et des
troubles dyspeptiques très douloureux, en re-
partait, après vingt jours de traitement par
l'eau en boisson et les bains tempérés, sans le
secours d'aucune autre médication et sans
régime spécial, avec 7 grammes de sucre seulement et avec des digestions parfaites. Mon
excellent ami, le docteur Tardieu, a observé
plusieurs cas analogues. Il n'y a rien du reste
qui doive ici beaucoup nous surprendre; la
théorie est dans cette circonstance parfaitement
d'accord avec la clinique. — Le diabète n'est-
il pas d'une nature essentiellement arthritique,
et n'est-ce pas toujours sur ce terrain-là que
nous le voyons se développer?

Je pourrais, mon cher ami, te parler encore

de quelques autres affections qui relèvent plus ou moins directement de la médication mont-dorienne ; te dire les bons effets qu'on peut en attendre chez les enfants disposés par hérédité aux bronchites, à la laryngite striduleuse, cet avant-coureur d'un asthme plus ou moins prochain ; t'énumérer les avantages qu'on en pourrait tirer comme traitement préventif de l'arthritisme, toutes les fois que cette diathèse est seulement soupçonnée ; je pourrais t'entretenir des propriétés thérapeutiques des eaux du Mont-Dore *transportées*, qui peuvent elles-mêmes te rendre de signalés services ; mais ce serait décidément abuser de ta bienveillance et manquer à l'engagement que je prenais dans ma première lettre d'être aussi bref que me le permettait ce long sujet.

En terminant, et pour conclure, je te répéterai donc : *Toutes les fois que tu rencontreras chez des arthritiques les affections que je viens de te signaler, tu pourras sans hésiter leur ordonner le Mont-Dore et être à peu près sûr qu'ils en retireront le plus grand profit.*

Je ne sais, mon cher ami, si j'ai atteint le but que je me proposais, te faire bien connaître le Mont-Dore et te renseigner exactement sur ses indications thérapeutiques. Dans tous les cas, j'ai fait pour cela tout mon possible ; et j'espère bien que, malgré leurs nombreuses lacunes, ces lettres te suffiront la plupart du temps pour te permettre à bon escient de prescrire la médication montdorienne. — Les idées et les faits que je t'y expose demanderaient évidemment à être traités d'une façon plus approfondie ; mais crois bien que s'ils laissent à désirer sur la forme employée pour te les décrire, ils sont du moins, quant au fond, d'une exactitude, d'une réalité scientifiques parfaites, et le reflet d'une conviction profonde basée sur l'observation et sur la clinique.

LETTRE HUITIÈME

La Guinalière, 3 novembre 1884.

Un article sur « la prophylaxie de la tuberculose respiratoire », inséré dans l'*Union médicale* du 18 octobre, m'engage, mon cher ami, à t'adresser encore cette lettre qui devient le complément nécessaire de celles que je t'écrivais l'été dernier sur le Mont-Dore. Je t'y vantais les vertus de nos eaux dans la tuberculose pulmonaire, et je te disais que la moitié de nos malades étaient des tuberculeux. Aujourd'hui, grâce à l'invasion toujours croissante des microbes voilà qu'on en arrive à regarder, comme un véritable danger public, les agglomérations de phthisiques, et l'on n'est pas loin d'accuser des plus horribles méfaits toutes ces stations d'été ou d'hiver qui avaient eu jusqu'à présent la prétention de leur rendre les plus grands services. Un des premiers, par l'article auquel je fais allusion, M. Maurice Notta, ému du sort réservé aux gens bien portants par leur voisinage avec les tuberculeux, « se » demande si l'installation de nos établis- » sements thermaux, si la vie en commun » dans les grands hôtels de nos stations hiver- » nales, répondent bien aux conditions exigées » par l'hygiène dans la prophylaxie de la tuber- » culose. Les salles d'inhalation, où des cen- » taines d'individus viennent respirer un air » contaminé, où des phthisiques à la dernière » période coudoient des malades venus pour de » simples affections inflammatoires des voies » respiratoires ne sont-elles pas des foyers d'in- » fection » ? Je crois devoir, mon cher ami, te mettre en garde contre de semblables exagéra- tions qui, si elles trouvaient quelque écho dans le monde médical, pourraient avoir pour les ma- lades les conséquences les plus funestes et cau- ser, par l'abstention qu'elles provoqueraient, beaucoup plus de mal que n'en ont jamais fait les chambres d'hôtel et les salles d'inhalation. Voilà pourtant où l'on peut en arriver quand, négligeant les faits cliniques, on prend pour base de ses raisonnements des théories ou du moins, en ce qui concerne les microbes, des données scientifiques trop nouvelles, mal connues, « pleines de promesses sans doute mais ». en réalité encore enveloppées de mystère », comme l'avoue M. Notta lui-même.

D'abord, et laissant de côté la question du bacille tuberculeux, qui est encore fort obscure, je le répète, pratiquement, cliniquemènt la tuberculose pulmonaire est-elle bien aussi contagieuse qu'on veut bien le dire ? Que le tubercule soit inoculable, c'est démontré depuis longtemps, mais qu'il puisse se propager autrement, par simple contagion , d'un malade à un autre , c'est ce qui est loin d'être certain. Dans tous les cas, la clinique ne se prononce guère en faveur de cette contagion, qui existe depuis qu'on a découvert le bacille et qu'on ne soupçonnait nullement autrefois. Pour certains esprits d'un engouement facile, chaque phthisique est subitement devenu une sorte de lépreux qui devrait être traité avec les rigueurs du moyen-âge. Exagération des premiers jours, mais qui n'aura qu'un temps et sera bien obligée d'en rabattre devant la réalité des faits et les jugements de la clinique, qui ici, comme toujours, est appelée à prononcer en dernier ressort.

Ce n'est pas que je nie absolument la conta-

gion de la phthisie ; j'ai cru en rencontrer deux
ou trois cas *probables* pendant le cours d'une
pratique de quinze années, dans une contrée où
cette affection est commune. Mais, en revanche,
que de fois n'ai-je pas vu de malheureux phthisiques s'éteindre lentement, dans la misère la
plus profonde, au milieu de conditions hygiéniques déplorables, partageant avec leur con-
joint le lit conjugal jusqu'au dernier moment,
dans l'unique appartement qui loge toute la
famille, et ne communiquer leur maladie à
aucun des leurs ? Il n'était pas question de bacille alors ; mais il n'en existait pas moins ; et
s'il devait si facilement produire la contagion
il l'aurait fait aussi bien autrefois qu'aujour-
d'hui. Nous ne connaissions pas davantage les
microbes du choléra, de la fièvre jaune, des
typhus, de la variole, du charbon, de toutes les
maladies infectieuses, en un mot, et pourtant
depuis longtemps tous les observateurs avaient
proclamé la contagion de ces affections. Il n'a-
vait point été nécessaire de faire une enquête
pour arriver à cette démonstration ; tous les
praticiens étaient d'accord à cet égard.

Ce qui prouve bien du reste que, si la phthisie
est contagieuse, elle ne l'est dans tous les cas
que tout à fait exceptionnellement, c'est l'opi-

nion de la plupart des médecins qui, laissant de côté les discussions théoriques, se contentent de donner la parole aux nombreux faits de leur longue pratique. Tout le monde connaît le jugement éclairé et la grande compétence en matière de phthisie du docteur Bennet, que le soin de sa propre santé et la reconnaissance retiennent à Menton depuis vingt-cinq ans. Pendant ce long intervalle, il n'a vu qu'*un seul* cas qu'il puisse rapporter à la contagion, et même ce cas pourrait trouver une autre explication. M. Leudet (de Rouen), qui fait, et avec juste raison, une large part à l'hérédité de la tuberculose, n'arrive pas dans son remarquable travail de statistique à des résultats plus concluants en faveur de sa contagion. Il ne la trouve pas. La contagion maritale elle-même est au moins assez rare, dit-il; elle ne lui a paru *possible* que dans sept ménages sur soixante-huit; dans soixante-et-un ménages un des conjoints est resté indemne de la maladie. Et pourtant quelles conditions plus propres à la contagion que les intimités de la vie conjugale! Un fait a été établi, il y a quelque temps, par un médecin militaire dont le nom m'échappe en ce moment, désirant se rendre compte de la fréquence de la phthisie dans les différents corps de troupes, ses recherches ont amené ce résultat, c'est que, de tous les soldats, ceux qui paient à cette affection le plus léger tribut sont justement les infirmiers militaires, c'est-à-dire ceux qui devraient être le plus exposés à la contagion. Devant de pareils témoignages, avouons-le, si la phthisie est contagieuse, c'est au moins bien rarement que son bacille rencontre *le milieu de culture favorable* à son développement, et nous n'avons guère à nous effrayer d'une contagion aussi problématique.

Trouve-t-on au moins dans les faits observés dans nos stations thermales de meilleures preuves de cette prétendue contagion? Pas davantage. Les observations faites au Mont-Dore, par exemple, tendraient au contraire à démontrer que la tuberculose n'est nullement contagieuse. Aussi, avant d'accuser ces rendez-vous de tuberculeux d'être des *foyers d'infection* on eût agi sagement en venant d'abord sur les lieux examiner ce qui s'y passe. Qu'on essaie au Mont-Dore, même avec des idées préconçues, de faire parler les faits en faveur de la contagion, et l'on verra quelle sera la réponse à cette théorie. On y verra des tuberculeux guérir; mais on n'y verra jamais des asthmatiques, par exemple (et je cite ceux-là parce que ce sont ceux que nous sommes appelés à voir revenir quelquefois pendant plusieurs années successives), devenir tuberculeux par suite de leur contact avec les phthisiques dans les salles d'inhalation. Jamais parmi les employés de ces salles, hommes ou femmes, qui pendant trois mois de chaque année passent tous les matins cinq ou six heures dans ce *milieu contaminé*, on ne rencontrera un seul cas de phthisie. Qu'on vienne s'assurer si les médecins de la station qui font chaque matin au milieu de leurs malades, quelques-uns depuis plus de vingt-cinq ans, des séjours plus ou moins prolongés dans les salles d'aspiration, et qui ajoutent à cela les nombreuses visites matinales faites aux phthisiques dans les chambres d'hôtel, sont jamais, de ce fait, devenus tuberculeux. De tout temps on a écrit que la phthisie était inconnue parmi la population indigène du Mont-Dore; aujourd'hui comme autrefois ce fait est parfaitement exact. Tous ces garçons d'hôtel, toutes ces femmes de chambre, qui sont du Mont-Dore, qu'on retrouve chaque année à leur même poste, et qui seraient dans de si excellentes conditions pour absorber les germes du bacille, ne meurent jamais phthisiques.

Voilà donc un *air infecté et infectant*, un

milieu bacillifère qui devrait être parfait, qui cependant n'engendre jamais la tuberculose. Nulle localité en France ne compte à un certain moment, eu égard à sa population, plus de tuberculeux agglomérés que le Mont-Dore, et le Mont-Dore est peut-être un des pays dont les habitants soient le moins décimés par la tuberculose. Voilà des faits ; ils sont certains, ils sont précis. Comment croire, après cela, à la contagion de la phthisie ? La tuberculose a trouvé son microbe ; est-ce une raison pour qu'elle soit fatalement contagieuse ? Le docteur Laveran a découvert le microbe de la fièvre intermittente ; viendra-t-il jamais pour cela à l'idée de personne de soutenir que cette affection puisse se transmettre par contagion ? Pourquoi n'en serait-il pas de même pour la tuberculose, puisque cette maladie expérimentalement inoculable se communique si rarement de sujet à sujet qu'on en est encore à en produire un seul cas vraiment indiscutable ?

J'espère, mon cher ami, que les arguments que je viens de te donner te prouveront, s'il en est besoin, que la contagion de la phthisie est un fait, sinon tout à fait inconnu, du moins excessivement rare dans les conditions ordinaires ; et que les précautions hygiéniques de désin-

fection des crachats tuberculeux, mesure qu'il
est toujours très sage d'adopter, doivent
suffire pour mettre à l'abri de cette soi-disant
contagion. La découverte du bacille, crois-le
bien, ne rendra pas nos salles d'inhalation plus
dangereuses pour les malades qu'elles ne
l'ont été jusqu'à ce jour. — La science micro-
biologique, fort remarquable évidemment,
pourra bien modifier nos croyances sur la
genèse de bien des affections, mais elle ne
saura jamais nous faire accepter les théories
qui se trouveront en désaccord avec l'observation et avec la clinique.

FIN

Asnières. — Imp, Louis BOYER et Cⁱᵉ, 10, rue du Chalet.

9 782019 261283